ETUDE

SUR LA

TUBERCULOSE

DE LA

GLANDE PAROTIDE

PAR

Le Docteur Louis PARENT

De l'Université de Paris
Ancien externe des Hôpitaux
Ancien interne de l'Hôpital Saint-Joseph

PARIS

G. STEINHEIL, ÉDITEUR

2, RUE CASIMIR-DELAVIGNE

1898

ÉTUDE

SUR LA

TUBERCULOSE

DE LA

GLANDE PAROTIDE

PAR

Le Dr L.-P. PARENT

De l'Université de Paris
Ancien externe des Hôpitaux
Interne de l'Hôpital Saint-Joseph

PARIS
G. STEINHEIL, ÉDITEUR
3, RUE CASIMIR-DELAVIGNE

1898

M. LE PROFESSEUR TILLAUX

Professeur de Clinique chirurgicale
Membre de l'Académie de Médecine
Chirurgien des Hôpitaux
Commandeur de la Légion d'Honneur

ÉTUDE

SUR LA TUBERCULOSE

DE LA

GLANDE PAROTIDE

AVANT-PROPOS

L'idée de ce travail nous a été inspirée par
M. le Dr Meslay chef du laboratoire d'histologie
de l'hôpital Saint-Joseph, qui ayant eu l'occasion
l'année dernière d'observer un cas très net de
tuberculose primitive de la glande parotide,
enlevée chez un homme par le D^r Le Bec, nous
a fait entrevoir le vif intérêt que présenterait
l'étude de cette affection encore peu connue.
Nous avons recherché dans la littérature médicale
les cas se rapprochant du nôtre et nous n'avons
pu en réunir que cinq, présentant un caractère
d'authenticité indiscutable. N'ayant à notre disposition qu'un nombre de faits aussi restreints,
nous n'avons pas la prétention de donner une
histoire complète de la question, mais nous avons
surtout le désir d'attirer l'attention sur ce point

et de réunir en un travail d'ensemble lès quelques observations déjà publiées.

Mais avant d'entreprendre notre sujet, nous tenons à exprimer notre profonde reconnaissance à tous les maîtres qui nous ont dirigé dans nos études médicales.

Dans les hôpitaux nous avons été successivement l'élève de MM. Rendu, Lancereaux, Charrin; nous sommes heureux d'avoir pu recueillir leur savant enseignement.

MM. Reclus, Delbet, Duplay et Pinard nous ont fait bénéficier de leurs excellentes leçons de Clinique chirurgicale et obstétricale.

Nous adressons également l'expression de notre sincère reconnaissance à M. le Dr Gallois qui dans notre année d'externat à l'hôpital de la Charité nous a toujours témoigné une extrême bienveillance.

A l'hôpital Saint-Joseph où nous sommes resté deux ans, nous avons été d'abord l'interne de M. le Dr Monnier ; nous garderons toujours un souvenir reconnaissant de son enseignement chirurgical à la fois si pratique et si complet.

Pendant cette année que nous venons de passer dans le service de M. le Dr Leroux, nous avons été heureux de profiter de sa science et de sa grande expérience médicales. Qu'il nous permette de lui adresser l'hommage de notre profonde gratitude.

Nous devons encore nos remerciements à
M. le D^r Le Bec qui a mis avec tant d'obligeance
à notre disposition l'observation clinique du malade qui fait le sujet de notre thèse.

C'est grâce à M. le Dr Meslay, chef du laboratoire de l'hôpital Saint-Joseph, qui nous a guidé
dans l'examen de nos préparations, que nous
avons pu mener à bien ce travail ; nous le prions
de bien vouloir agréer nos très sincères remerciements.

M. le professeur Tillaux nous a fait l'honneur
d'accepter la présidence de notre thèse ; nous lui
en sommes profondément reconnaissant.

CHAPITRE PREMIER

HISTORIQUE.

De nombreux et importants travaux ont démontré depuis longtemps, que la diathèse tuberculeuse pouvait présenter des manifestations dans tous les points de l'économie. Par une heureuse immunité les glandes salivaires paraissaient jusqu'à ces derniers temps faire exception à la loi commune. Aussi malgré nos recherches les plus consciencieuses les documents que nous avons trouvé sur la tuberculose des glandes salivaires remontent à une date toute récente. C'est en 1888 que nous trouvons les premiers travaux sur ce sujet. Ils sont dus à M. Valude (1) qui dans une communication au Congrès de la tuberculose rapporte les inoculations qu'il a faites dans les glandes salivaires de lapin. L'auteur commence par nous dire que les lésions tuberculeuses de la bouche sont relativement rares surtout si l'on songe à l'étendue du foyer de contamination et au nombre infini des microorganismes qui pénètrent et séjournent constamment à la surface de la langue et de la muqueuse buccale. De plus la dégénération tuberculeuse des glandes

(1). Valude. Congrès sur la tuberculose, 1888.

— 9 —

salivaires elles-mêmes est chose presque *inconnue*.
Il nous expose ensuite le résultat de ses expériences. Dans une première série, les animaux
ont été inoculés avec une solution pure très active
mélangée d'eau distillée, dans une deuxièmé série
aveo une culture moins active. Sur 90 inoculations de glandes salivaires, 68 ont été positives,
22 seulement négatives. Quand on a sacrifié les
animaux, on a trouvé les lésions caractéristiques
de la tuberculose. On peut donc dire en résumé
que l'inoculation tuberculeuse des glandes salivaires donne généralement des résultats positifs.

La première observation clinique avec un examen histologique et bactériologique détaillé
remonte en septembre 1893. Elle est due au professeur E. de Paoli de Pérouse (1). Il l'a pré-
sentée ainsi qu'une autre au Xe congrès de chirurgie italienne (1896). Ces deux cas sont caractérisés : au point de vue clinique par une disparition du tissu glandulaire qui est remplacé par
du tissu conjonctif de nouvelle formation, tendant
déjà en certains points à s'organiser en tissu
fibreux ; au point de vue histologique : 1° par une
riche infiltration de cellules embryonnaires dans
le tissu conjonctif interlobaire avec atrophie et
disparition de l'élément cellulaire du lobule ;
2° par la présence de nodules tuberculeux groupés

(1) Annali dell'Academia Medica di Perugia (1893).

de préférence autour de petits canaux excréteurs terminaux, dans l'épaisseur des parois des artères et dans les faisceaux nerveux.

Dans une série de recherches expérimentales E. de Paoli s'est ensuite proposé d'étudier : 1° si les glandes salivaires de l'animal opposent une certaine résistance à l'invasion de la tuberculose et jouissent d'une immunité relative ; 2° si la salive empêche ou retarde le développement du bacille tuberculeux.

Voici le résultat de ces expériences :

1° L'inoculation de culture tuberculeuse pure dans la glande parotide ou sous-maxillaire du lapin et du cobaye produit une infection locale et générale qui ne présente rien de particulier relativement au siège d'inoculation.

2° Au contraire l'inoculation dans la glande sous-maxillaire du lapin et du cobaye de matière tuberculeuse provenant de l'homme (ganglions caséeux, lésions tuberculeuses du rein, des os), donne des résultats variés. L'infection locale ou générale n'est pas constante, si elle se produit, elle se localise d'abord dans les glandes lymphatiques de la région, laissant plus ou moins intact le tissu glandulaire salivaire, elle y forme seulement dans quelques cas des lésions circonscrites, dont la disposition histologique rappelle celle observée chez l'homme.

En résumé les inoculations faites avec la matière tuberculeuse provenant de l'homme démontrent une certaine immunité du tissu glandulaire salivaire contre cette infection.

3° L'addition de salive stérilisée en proportion variée aux milieux de culture, n'empêche pas la végétation du bacille de la tuberculose ; il pousse parfaitement même quand la culture est mélangée de microbes de la salive.

4° L'immersion prolongée de petits fragments de culture tuberculeuse dans la salive stérilisée ne leur enlève pas leur virulence ; la plus longue survie des animaux inoculés avec cette culture dénoterait cependant une certaine atténuation.

Quelque temps après le Dr Stubenrauch (1) publie un nouveau cas de tuberculose parotidienne qui diffère notablement de ceux décrits précédemment au point de vue macroscopique. La tumeur ici à la forme d'un kyste à contenu salivaire et à parois tapissées de petits tubercules gris rougeâtre. Au point de vue microscopique, on retrouve toujours l'infiltration de cellules embryonnaires, l'altération des vaisseaux, le groupement des nodules tuberculeux autour des canaux excréteurs.

En France c'est à MM. Legueu, chirurgien des hôpitaux, et Marien de Montréal que revient

(1) *Stubenrauch*. Fall von tuberculöser parotitis. *Langenbecks Archiv.*, 1894.

l'honneur d'avoir les premiers attiré l'attention sur ce sujet (1) Leur observation a beaucoup d'analogie avec celle de Stubenrauch : même forme kystique avec cavité centrale, mêmes lésions histologiques.

L'année dernière Bockhorn dans sa thèse (2) inaugurale soutenue à Berlin présente un nouveau cas qui offre de nombreux points de ressemblance avec ceux de E. de Paoli.

Nous devons aussi mentionner l'observation d'Aievoli (3) sur une tumeur tuberculeuse de la glande sous maxillaire. C'est à notre connaissance le seul fait clinique où cette glande s'est trouvée atteinte.

En 1894 F. Jayle a publié dans la *Presse médicale,* sous le titre de parotidite chronique, deux observations qui nous ont paru intéressantes au point de vue étiologique, car malheureusement l'examen microscopique n'a pu être fait. Dans le premier cas il s'agit d'un homme vigoureux qui souffre de sa première molaire ; se l'étant fait arracher, il constate trois jours après une augmentation de volume de la glande parotide, on note en outre une série de petites granulations autour de l'orifice du canal de Sténon. Le second cas n'est

(1) *Legueu* et *Marien. Presse Médicale,* 1896.
(2) *Bockhorn.* Inaugural dissertation. Berlin, 1897.
(3) *Aievoli.* Il Poniclico, 1895.

pas moins intéressant : chez un tuberculeux, surviennent fréquemment de petites poussées de parotide et en dehors des crises la région reste un peu tuméfiée. Il n'est malheureusement pas possible d'affirmer dans ce cas qu'il s'agissait d'infection secondaire, puisque on n'a pu étudier la lésion glandulaire ; cette constation aurait été d'un grand intérêt car jusqu'à présent tous les cas observés se sont produits chez des individus ne présentant aucune tare tuberculeuse par ailleurs.

Nous nous bornons à cette rapide énumération sans insister sur les particularités que présente chaque observation, car nous nous proposons de les publier in-extenso à la suite de notre étude.

CHAPITRE II

ANATOMIE PATHOLOGIQUE

Quand on étudie à l'œil nu une parotide atteinte de tuberculose on voit qu'il faut distinguer deux formes de tuberculose glandulaire suivant que la lésion se montre disséminée ou confluente.

Dans la première forme qui est la plus fréquente puisqu'elle a été observée quatre fois sur six, on trouve dans la glande des noyaux distincts, séparés les uns des autres par du tissu glandulaire sain où à peine altéré. Au début ces noyaux du volume d'un petit pois sont blancs grisâtres, ils se laissent facilement écraser sous le doigt. Si le processus est plus avancé les noyaux les plus voisins se réunissent en même temps que leur centre subit la transformation caséeuse, ce sont alors des placards blanc mastic plus ou moins ramollis et ainsi se forme un nombre variable de points diffluents mais toujours bien distincts les uns des autres. C'était l'aspect que présentait la pièce que nous avons eu a examiner : sur la tranche de section pratiquée au milieu du tissu glandulaire sain, on apercevait quatre ou cinq placards caséeux du volume d'un grain de mil à une noisette et l'examen microscopique devait encore nous montrer plus nettement cette diffusion, cette dissémination des lésions sous forme de petits points caséeux en plein tissu, qui à l'œil nu paraissait normal.

Dans la forme confluente plus rare (2 cas) il existe une masse unique plus ou moins volumineuse. Cette tumeur ne tarde pas à se caséifier à son centre, à se creuser d'une cavité irrégulière, anfractueuse avec des dépressions, des saillies. La paroi est épaisse (2 centimètres), tomenteuse, sa surface interne est couverte de petits tubercules gris rougeâtres. A l'intérieur de la cavité on trouve tantôt du muco–pus de consistance laiteuse (Obs. II), tantôt un liquide dont il ne reste que quelques gouttes visqueuses adhérentes à la paroi et qui présente au microscope l'aspect du liquide salivaire (Obs. III).

Les lésions histologiques sont à peu près les mêmes quelle que soit la forme macroscopique. Les différences que l'on a constatées dans certains cas, paraissent tenir uniquement à la rapidité de l'évolution.

Nous étudierons d'abord les altérations au niveau des acini et au niveau des conduits excréteurs.

Si l'on examine au microscope un noyau tuberculeux jeune, là où les lésions sont récentes et progressives, on voit à un faible grossissement que le lobule a pris un aspect granuleux. Les acini et les fins conduits excréteurs sont encore visibles et nettement reconnaissables, mais dans le tissu conjonctif intéracineux qui les sépare on distingue une infinité de cellules embryonnaires qui ont pullulé dans l'intérieur même du lobule au contact des acini. Ce sont là des lésions d'ordre inflammatoire, rien ne permet encore d'affirmer qu'il s'agit de tuberculose. Mais si le processus est un peu plus avancé, les lobules dont la forme générale est conservée, sont complètement infiltrés, on ne peut distinguer que quelques vestiges de canaux excréteurs. Dans les lobules voisins on distingue des cellules géantes. Les cellules géantes avec leurs noyaux périphériques, en forme de fer à cheval, leur centre caséeux, sont entourées seulement par des cellules épithélioïdes, on trouve rarement la zone embryonnaire formant ainsi le nodule tuberculeux typique.

Infiltration embryonnaire diffuse interacineuse, telle est donc la lésion initiale avec présence de cellules géantes typiques, qui donnent à la coupe sa signature tuberculeuse histologique, mais à cette phase d'infiltration tuberculeuse succède une période de caséification; alors on ne voit plus par les méthodes de coloration ordinaire (spécialement avec l'hématoxyline éosine) qu'une masse amorphe avec quelques espaces clairs qui marquent la place des vésicules graisseuses et par endroits la figure arrondie d'un canal excréteur dont ni la paroi ni les cellules ne prennent plus les matières colorantes. Ces débris de canaux persistants servent alors à topographier la nécrose et à bien prouver le siège intralobulaire. Tout autour du caséum s'étend une bordure d'infiltration embryonnaire avec parfois des cellules géantes bien nettes.

Autour des conduits excréteurs on note de même une abondante infiltration de cellules embryonnaires mais on peut encore reconnaître la lumière du conduit. Si l'altération est plus avancée les canalicules glandulaires sont obstrués par l'épithélium proliféré ; enfin quand l'infiltration est plus complète, les petits canaux glandulaires sont rompus par suite de la destruction de leur membrane propre, leurs éléments cellulaires sont noyés au milieu de la masse des leucocytes et il est impossible de les distinguer des cellules épithélioïdes des nodules tuberculeux en voie de formation.

On observe aussi des lésions des vaisseaux, qui se portent sur les veines et les artères mais surtout sur ces dernières. On constate une prolifération active des cellules endothéliales de la couche interne, une infiltration de petites cellules. Cette endartérite végétante n'amène parfois qu'un épaississement partiel de la paroi, dans laquelle on trouve en outre des nodules caractéristiques, tandis que dans d'autres cas la lumière se montre complètement oblitérée.

Les faisceaux nerveux présentent un gonflement inflammatoire du névrilème dû à une infiltration de cellules embryonnaires. Dans quelques endroits, la fibre nerveuse a même disparu.

Les bacilles ont été rencontrés en nombre très variable, mais on a toujours pu en trouver. Ils étaient situés dans le tissu caséeux, dans les cellules épithélioïdes, mais c'est surtout dans les cellules géantes qu'ils étaient en plus grand nombre. Il est préférable pour cette recherche de faire des inclusions à la paraffine qui permettent d'arriver à des coupes beaucoup plus fines ; on peut alors les coller sur les lames de verre au moyen d'eau albumineuse, les colorer par la méthode de Ziehl soit à chaud, soit à froid pendant 24 heures, et les décolorer ensuite par le chlorhydrate d'aniline en solution à 2 0/0 ; le fond est enfin recoloré par une matière bleue, la thionine de préférence. C'est la méthode de coloration que nous avons employé et avec l'objectif à immersion homogène 1/15 de Stiassnic-Verick, nous avons pu découvrir quelques bacilles au voisinage des cellules géantes dans la zone d'infiltration embryonnaire.

Ce qui ressort de cette étude anatomo-pathologique, c'est que la tuberculose de la parotide est une tuberculose véritablement glandulaire. Dans tous les cas qui ont été étudiés microscopiquement, il y avait, en effet, des lésions des lobules.

Dans deux cas (Obs. II et III) nous trouvons les altérations les plus accentuées au centre de ces lobules, autour du canal central, tandis que dans les autres, le processus inflammatoire paraît partir du tissu conjonctif interlobaire pour de là envahir le lobule, mais cette diversité dans la topographie des lésions nous semble due à une voie d'apport différente de l'infection.

On pourrait objecter que le point de départ de l'affection s'est produit dans les ganglions lymphatiques intraparotidiens. On sait le rôle que Kœnig leur attribue dans la genèse des néoplasmes de cette glande. En serait-il de même en matière de tuberculose ? La rareté de la tuberculose des glandes salivaires, la fréquence des altérations bacillaires des glandes lymphatiques viendraient jusqu'à un certain point plaider dans ce sens. Mais dans aucune des observations que nous avons recueillies, nous ne voyons rien qui ressemble à une glande lymphatique. Pour notre cas personnel nous avons pour ainsi dire, débité la pièce en coupes sans retrouver dans aucune le moindre vestige de ganglion altéré. En serait-il de même si l'infection était primitivement ganglionnaire ? De même, E. de Paoli a bien soin de nous faire remarquer qu'il a trouvé des ganglions lymphatiques normaux au milieu du parenchyme glandulaire dégénéré. La topographie des lésions nous indique une autre origine que nous allons rechercher dans le chapitre suivant.

CHAPITRE III

PATHOGÉNIE

Un point est définitivement acquis. Le facteur des lésions que l'on constate dans la glande parotide est le bacille de Koch.

Il nous reste à rechercher comment et par quelle voie il pénètre dans le tissu glandulaire.

Toutes les hypothèses peuvent se résumer ainsi qu'il suit :

1° Les bacilles pénètrent par le canal de Sténon, c'est la voie ascendante.

2° Ils sont amenés par les vaisseaux sanguins ou par l'intermédiaire des vaisseaux lymphatiques, c'est la voie descendante.

Ce double processus infectieux est du reste admis pour d'autres glandes. Ainsi, dans le rein, à côté de la tuberculose ascendante suite d'urétérite, s'observe la tuberculose glomérulaire qui a été démontrée par Ray, Durand-Fardel. De même dans la mamelle, il y a une tuberculose ascendante rayonnée par infection des conduits galactophores et une tuberculose lobulaire due à l'apport des bacilles par les vaisseaux.

La première théorie (voie ascendante) est aujourd'hui reconnue comme la plus fréquente dans les

infections des glandes salivaires en général,
depuis les remarquables travaux de M. Girode (1).
Cet auteur nous a montré que le processus infectieux avait son origine dans la cavité buccale par
des preuves tirées de la clinique et de la bacté-
riologie. Nous trouvons, en effet, au début de toutes
ces affections, de la stomatite et de la gingivite,
l'orifice du canal de Sténon est entouré d'une
muqueuse rouge, épaissie, formant un tubercule
violacé, épaissi. De plus, l'envahissement est
bilatéral, ce qui confirme bien l'origine buccale.

L'examen bactériologique a conduit aux mêmes
conclusions. On a trouvé successivement le sta-
phylocoque doré, le pneumo-bacille de Fried-
länder, le pneumocoque, bacilles qui appartien-
nent à la flore buccale habituelle. D'autre part, en
pratiquant le cathétérisme aseptique du canal de
Sténon, on a eu quelques gouttes de pus qui,
ensemencées, ont donné des cultures pures des
microbes mis en cause.

MM. Claisse et Dupré (2) dans leur communication à la Société de Biologie, concluent de même:
« L'infection salivaire a presque toujours une
origine buccale, une topographie systématique-
ment canaliculaire ; secondaire dans son étiologie,

---

(1) Girode. Compte-rendus de la Société de Biologie, 1894.
(2) Claisse et Dupré. Compte-rendus de la Société de Biologie, 1894.

elle est subordonnée à des conditions générales et locales qui se résument ainsi : d'un côté, déchéance anatomique et fonctionnelle du parenchyme glandulaire et de l'autre ascension dans un milieu dégénéré de bactéries pathogènes auxquelles l'intégrité anatomique et fonctionnelle de la glande interdit normalement l'accès des grandes voies d'excrétion et les migrations ultérieures. »

L'infection dans les observations II et III semble bien avoir suivi cette voie ascendate.

Dans un cas (Obs. III), on note de la stomatite et une abondante sécrétion salivaire depuis plusieurs années; dans l'autre (Obs. II), on ne remarque rien de particulier dans la bouche, mais l'étude des altérations microscopiques nous permet d'admettre ce processus.

En effet, partout où la lésion est jeune, récente, à son début, elle apparaît au centre du lobule, autour du canal central, sous forme d'une infiltration qui rayonne du centre à la périphérie du lobule, respectant le stroma lobulaire ou ne l'atteignant que secondairement et alors seulement que le centre du lobule est déjà dégénéré et transformé. C'est bien là la marque de l'infection par les canaux : les bacilles ont suivi la voie des canaux glandulaires non pas en remontant le courant des sécrétions, mais en disséminant leurs lésions dans la paroi des ces canaux (Legueu). Au point de vue clinique, s'il y a dans la marche de l'infection des différences très tranchées, si le processus est lent en regard de la rapidité qui s'observe dans les autres parotidites infectieuses, cette évolution lente cadre bien avec les allures habituelles des lésions locales provoquées ou entretenues par le bacille de Koch.

Dans les autres observations, l'infection paraît au contraire avoir pris la deuxième voie (vaisseaux sanguins et lymphatiques). Ici, en effet, on trouve les lésions les plus avancées non plus au centre du lobule mais, au contraire, à la périphérie dans le tissu conjonctif interlobulaire, là où se rencontrent les vaisseaux sanguins et lymphatiques, puis le processus inflammatoire va en s'atténuant jusqu'au centre du lobule. De plus ces petits foyers caséeux, disséminés, entourés de tissu glandulaire sain, sont bien l'indice d'une infection d'origine hématique. Notre observation se classe dans cette catégorie : les coupes montrent, en effet, des lésions relativement volumineuses de caséification qui occupent l'étendue de 2 ou 3 lobules entre lesquels se dessine le squelette du tissu conjonctif interlobulaire sous forme de traînées roses (hématoxiline-éosine) sans noyau colorable, tandis qu'au centre on note une lumière plus ou moins ronde avec quelques cercles roses concentriques, vestiges du canal excréteur nécrosé et, en pleine masse caséeuse des espaces clairs (que nous avons déjà reconnus pour des alvéoles graisseuses) en même nombre que dans les lobules voisins simplement infiltrés ou même intacts. A côté de cette lésion arrivée à son apogée on retrouve des points où le processus est saisi dans sa phase de formation : on voit alors un point caséifié dans le tissu interlobulaire avec une zone embryonnaire et des cellules géantes ; c'est là qu'est la lésion primitive et les préparations montrent que de ce point elle s'étend comme en coin dans l'intérieur des lobules. On a donc bien ainsi des images inverses de celles qu'on a dé·crites dans d'autres faits où la dégénérescence est d'abord centro-lobulaire et péricanaliculaire comme dans les cas de Legueu et Stubenrauch.

Quelle est alors la porte d'entrée de l'agent infectieux ? On peut à ce sujet émettre plusieurs hypothèses :

1ʳᵉ *hypothèse*. On remarquera tout d'abord que la plupart des sujets qui font l'objet de nos observations sont porteurs de dents cariées. Dans notre cas le malade souffre d'une grosse molaire à laquelle il attribue même la fluxion que présentait la région parotidienne. La malade de Bockhorn avait perdu presque toutes ses dents, et il lui en restait deux profondément gâtées au maxillaire inférieur. F. Jayle voit survenir chez un homme, quelques jours après l'extraction d'une molaire en mauvais état, une tuméfaction de la glande parotide. On sait que les canalicules dentaires hébergent principalement les microorganismes et qu'ils sont en communication avec la pulpe riche en vaisseaux sanguins et lymphatiques ; il est clair que si cette pulpe est gangrénée elle absorbera encore plus facilement les bacilles. On pourrait donc admettre une infection directe par les dents gâtées. Du reste cette opinion n'est pas nouvelle : M. Stark (1), dans cinq cas, a pu établir d'une manière concluante que la tuberculose ganglionnaire cervicale chez les enfants avait eu pour porte d'entrée la carie dentaire.

Odenthal (2) en 1887 avait déjà attiré l'attention sur ce point dans son inaugurale dissertation : sur les dents gâtées envisagées comme porte d'entrée des infections et comme cause d'adénites chroniques.

Tout récemment le dentiste Greve (3) a publié un cas de tuberculose dentaire secondaire à une tuberculose pulmonaire. Il admet qu'autour des dents fortement cariées peut évoluer une lésion tuberculeuse primitive.

2e *hypothèse*. Chez ces individus porteurs de dents cariées il existe toujours de la gingivite, de l'alvéolite qui peuvent facilement passer inaperçues étant localisées, mais qui suffisent cependant

(1) M. Stark. *Beitraege z. Kl. Chirurgie*, XVI, n° 1, 1896.
(2) Odenthal. Inaugurale Dissertation, 1887.
(3) Greve. *Medinisch Wochenschrift* (26 août 1897).

aux agents pathogènes pour pénétrer et gagner les voies lympathiques. N'est-ce pas par un processus semblable que l'on admet le plus souvent l'origine de l'infection actinomycosique?

3° *hypothèse*. La porte d'entrée du bacille pourrait aussi se trouver au niveau des amygdales bien que dans nos observations on ne mentionne jamais d'angine. Le professeur Dieulafoy(1) a dernièrement appelé l'attention sur la tuberculose larvée des amygdales. Souvent, quand le bacille est installé dans le tissu lymphoïde des tonsilles il provoque une augmentation de volume de l'organe, mais parfois au contraire la réaction est presque nulle et les amygdales conservent un volume à peu près normal. De plus, le bacille, pour pénétrer dans l'intérieur de ce tissu, n'a pas besoin d'une érosion ou d'une plaie préexistante. On sait que le bacille tuberculeux peut traverser les épithéliums sans lésions préalables de cet épithélium (2).

Enfin, E. de Paoli, d'après un cas (Obs VI) où la douleur est apparue au début de l'affection dans le conduit auditif et où on a trouvé des lésions tuberculeuses dans la gaine du nerf facial, loin du foyer glandulaire, admet que le processus a débuté dans l'oreille et dans l'apophyse mas-

(1) Dieulafoy. *Manuel de Pathologie interne*, t. III, 1897.
(2) Cornil et Babès. Académie de Médecine, mai 1883.

toïde et de là s'est propagé à la glande par la voie
des rameaux nerveux.

En résumé l'infection a son point de départ,
dans la grande majorité des cas, dans la cavité buccale, milieu où se rencontre fréquemment le bacille de Koch, qu'il soit apporté soit par l'alimentation (expériences de Chauveau) (1); soit par
l'air inspiré (Straus) (2).

Mais alors, dira-t-on, pourquoi la tuberculose
de la parotide et des glandes salivaires en général est-elle si rare? C'est, nous répond M. Valude :
« ou bien que la salive formée dans sa composi-
« tion totale par la réunion du produit des trois
« glandes : parotide, sous-maxillaire et sublin-
« guale, contient un liquide d'une nature chi-
« mique telle que le bacille tuberculeux n'en
« saurait fructifier ; ou bien que la salive qui hu-
« mecte les parois buccales contient des micro-
« organismes variés qui sont capables de détruire
« la nocivité du bacille de Koch qui exige pour
« se produire des conditions particulièrement fa-
« vorables. C'est pourquoi les glandes salivaires,
« tout en étant aptes à se tuberculiser par inocu-
« lation directe, ne subissent presque jamais la
« dégénérescence tuberculeuse puisque les portes
« d'entrée naturelle à l'infection microbienne ne

(1) Chauveau. Congrès sur la tuberculose, 1888.
(2) Straus. Académie de Médecine, 1894.

« . donnent accès qu'à un virus dénué d'action
« spécifique ».

Les expériences de E. Paoli ʃsur les rapports
de la sécrétion salivaire et du bacille tuberculeux
détruisent ces hypothèses ingénieuses. Nous avons
vu en effet (p. 10), « que l'addition de salive stérilisée en proportion variée aux milieux de culture
n'empêche pas la production du bacille de Koch
et que, bien mieux, il pousse parfaitement quand
la culture est souillée des microbes de la salive. »

Faut-il croire, comme le veut E. de Paoli, que
la cause de la rareté de la tuberculose des glandes
salivaires réside dans une structure spéciale de
ces organes ? Le tissu glandulaire réagirait fortement contre l'infection en produisant une substance légèrement toxique ayant une action sur
les éléments constituants du nodule et tendant à
le transformer. On n'arriverait pas à une destruction du tubercule ni à la disparition complète du
bacille, mais à un certain isolement de la néoformation au milieu d'un tissu conjonctif jeune et
abondant.

Il est certain, quelle qu'en soit la raison, que
la tuberculose de la glande parotide n'est pas
commune. Mais est-elle réellement aussi rare
qu'on le pense ?

La tuberculose mammaire, par exemple, qui
était presque ignorée il y a encore quelques années, est plus fréquemment observée depuis qu'on

la connaît mieux. Il en sera peut-être de même pour la localisation tuberculeuse qui nous occupe. Si l'on a soin de faire l'examen histologique des tumeurs enlevées dans cette région, il est très probable que l'on recueillera des observations de cette maladie qui, sans cette étude approfondie, passerait certainement inaperçue.

CHAPITRE IV

ÉTUDE CLINIQUE

Etiologie. — La tuberculose de la parotide est une affection rare qui se rencontre indifféremment dans les deux sexes. En effet, sur dix observations (si nous · acceptons même les cas non vérifiés microscopiquement), on en compte six chez les hommes, quatre chez les femmes. C'est surtout une maladie de l'âge adulte et même de l'âge mûr : de 30 à 60 ans, on ne trouve que deux cas chez des jeunes filles de 13 et 19 ans. Sur huit faits où la localistion est indiquée, le côté gauche est pris six fois, le côté droit seulement deux, mais on ne peut rien conclure de chiffres aussi restreints.

Une question plus importante est celle de savoir dans quelle proportion et dans quelle mesure les individus atteints de tuberculose paro-tidienne sont des tuberculeux. Dans notre observation, il s'agissait d'un individu vigoureux, ancien gardien de la paix, n'ayant jamais présenté de tares tuberculeuses ; il en est de même dans les autres cas où les antécédents héréditaires et personnels sont soigneusement notés. On peut donc dire que cette tuberculose est une tuberculose absolument locale, bien tolérée, se développant chez des individus bien constitués. Ce qui confirme du reste cette manière de voir, c'est que, quand on a pu revoir les malades quelque temps après leur sortie de l'hôpital (un ou deux ans), on les a toujours retrouvés en parfait état de santé, sauf dans un cas (Obs. VI) où la parotide du côté opposé commençait à être envahie, mais c'est encore là une lésion locale.

Y a-t-il des causes occasionnelles capables de favoriser le développement de cette infection ? Chez notre sujet, nous trouvons une dent gâtée qui a pu amener une gingivite légère et créer ainsi un lieu de moindre résistance pour l'entrée du germe pathogène. Ce n'est, du reste, pas un fait isolé. Bockhorn signale le mauvais état de la dentition de sa malade. D'autres inflammations antérieures, comme les angines, les stomatites, les traumatismes qui passent souvent inaperçues peuvent aussi favoriser l'infection (Obs. III).

En somme l'étiologie est obscure ; nous pouvons seulement constater que c'est une tuberculose locale, primitive, survenant chez des sujets indemnes de toute autre localisation bacillaire.

Symptômes. — Le début est lent, insidieux ; c'est par hasard, en se rasant ou en se regardant dans une glace, que les malades s'aperçoivent d'une légère tuméfaction de la région parotidienne ; ils n'y font d'abord pas attention, l'attribuant souvent à une fluxion dentaire; mais cette petite tumeur qui, au début, avait le volume d'une noisette, grossit peu à peu, mettant du reste un temps assez variable à acquérir son complet développement. Chez notre sujet, ainsi que celui de Bockhorn, elle évolue en trois mois, mais ordinairement la marche est plus lente, il faut plusieurs années et même jusqu'à cinq et six ans, comme dans une observation de E. de Paoli.

L'accroissement en est généralement indolent, l'état général reste excellent et ce n'est qu'en raison de la persistance ou de l'augmentation de volume de la tumeur que le malade, après l'application inutile de pommades fondantes, se décide à consulter le chirurgien. Cependant on note quelquefois des douleurs névralgiques dans la sphère de l'orbite et de l'oreille (Stubenrauch) ou s'étendant à toute la tête (Bockhorn) et même dans un cas (Obs. VI), la malade, au début, a ressenti de vives douleurs dans le conduit auditif, douleurs s'irradiant bientôt dans toute la région de la joue correspondante. Puis à la suite est survenue une paralysie faciale; on remarque aussi une paralysie de ce nerf chez la malade de l'observation V, mais ici elle n'avait pas été précédée de névralgies. Ces vives douleurs ressenties par la patiente (Obs. VI) ne peuvent être attribuées à la compression des éléments nerveux par la tumeur, puisqu'elles se sont montrées avant

son apparition; elles paraissent plutôt consécu-
tives à l'inflammation du périnèvre où l'examen
histologique a fait voir une infiltration embryonnaire.

Presque jamais les mouvements de la mâchoire
ne sont modifiés, ou gênés; une seule fois on
note un peu de trismus (Obs. IV). On n'observe
pas non plus de phénomènes de compression des
vaisseaux.

Enfin les ganglions cervicaux sont toujours
respectés.

La peau qui recouvre la tumeur est mobile sur
elle, sans adhérences, sans altérations dans sa
texture, sans ulcérations, du moins dans la grande
majorité des cas, puisque une fois nous trouvons
une tumeur qui adhère à la face profonde des
téguments qui se plissent à ce niveau, quand on
essaie de les faire glisser (Obs. II) et que chez
un autre individu, la peau est un peu rouge, tendue, vernissée, le doigt y laisse son empreinte
quelque temps (Bockhorn). La tumeur elle-même
est mobile sur les plans profonds et on la fait
glisser facilement sur eux. Pour la recherche de ce
dernier point, il faut avoir soin comme le recom-
mande le professeur Tillaux de mettre le sterno-
mastoïdien dans un relâchement complet, car
son aponévrose se continuant avec celle qui
ferme la loge, cette dernière pourrait se trouver
tendue et brider la tumeur pendant la contrac-

tion du muscle. La constatation de la mobilité de la tumeur a son importance, surtout au point de vue opératoire, car on comprend qu'ainsi son ablation en sera très facilitée.

La forme de la tuméfaction est assez variée, bosselée, irrégulière, peu saillante, quand il s'agit de tumeur disséminée; elle est, au contraire, assez régulière, hémisphérique, bien circonscrite dans la forme confluente. La consistance est de même différente à la palpation, plutôt dure, fibreuse, avec parfois quelques petits points ramollis dans le premier cas, elle est élastique, fluctuante dans le second, on a la sensation d'une poche kystique incluse dans la glande (Stubenrauch).

Quant au volume, il est en général assez limité; ces tumeurs peuvent atteindre la grosseur d'un œuf de poule; la pression à leur surface, outre qu'elle n'est pas douloureuse, ne diminue pas leur volume et n'amène pas l'issue de liquide à l'orifice du canal de Sténon (Obs. III). Quelquefois on les a vu refouler en haut le lobule de l'oreille, en bas, rejoindre la glande sous-maxillaire, en arrière, le sterno-cléido-mastoïdien (Obs. VI); mais ce n'est qu'exceptionnellement qu'elles occupent une surface aussi étendue.

Diagnostic. — Le diagnostic de la tuberculose parotidienne est difficile cliniquement et il nous semble même presque impossible au début. Chez

notre malade, la tumeur était considérée comme
une tumeur mixte, dans le cas de Legueu on pen-
sait à une adénite suppurée ou à un kyste dermoïde. La tumeur de la malade de Bockhorn est
prise pour une gomme syphilitique, bien que
l'on ne constate pas de syphilis dans les antécédents ; de même dans les deux observations de
E. de Paoli, on fait le diagnostic de fibro-sar-
côme.

S'il s'agit d'un sujet nettement tuberculeux, on
peut être ainsi mis sur la voie, mais, comme nous
l'avons déjà constaté, ce cas est l'exception, aussi
n'avons-nous à envisager que les observations de
tuberculose primitive, se développant chez des
individus sains d'autre part. Il n'y a alors aucun
système caractéristique, on ne peut faire en
somme qu'un diagnostic différentiel, après avoir
éliminé les affections les plus fréquentes de la
parotide, dont nous allons passer en revue les
principaux caractères.

Adénite tuberculeuse. — C'est surtout une affection de l'enfance. Elle commence sans cause ap-
préciable par la tuméfaction de un ou deux
ganglions, mais elle envahit bientôt les ganglions
voisins, si bien que la chaîne des ganglions cervicaux de la parotide au creux sus-claviculaire
est souvent prise. Les ganglions d'abord de consistance assez ferme ne tardent pas à subir la
fonte caséeuse et à suppurer. De plus, le siège de

ces tumeurs est plus haut et plus en avant que celui des tumeurs parotidiennes.

Actinomycose de la loge parotidienne — Cette affection se rencontre surtout chez les laboureurs, les palefreniers, les valets de ferme. Sa marche est torpide et chronique. Il se produit une tuméfaction aplatie et étalée qui siège généralement derrière l'angle du maxillaire. A la palpation on perçoit une fausse sensation de fluctuation qui est due à la présence du tissu fongueux. La peau devient rouge et livide, elle s'amincit et il s'établit une ulcération donnant issue à des fongosités jaunâtres; il sort en même temps un pus mal lié, séreux, renfermant une plus ou moins grande quantité de grains jaunes, opaques, onctueux au toucher, du volume d'un grain de millet. La présence de ces grains jaunes permet d'affirmer le diagnostic d'actinomycose. Pour bien en reconnaître la nature, il est nécessaire de les colorer au picrocarmin de Ranvier qui y fait distinguer une masse centrale jaune d'or et une partie périphérique constituée par de petites masses rouges, les gonidies. Par la méthode de Gram, la masse centrale apparaît constituée par un feutrage élégant, violet; c'est le mycélium du champignon. Avant cette période d'ulcération, on pourrait, en faisant une ponction dans la tumeur, rechercher par les procédés indiqués, dans le liquide retiré, la présence de ces éléments caractéristiques.

Gommes syphilitiques. — Elles sont excessivement rares à la région parotidienne. Les antécédents du malade seront d'un grand secours pour le diagnostic ; de plus, par le traitement spécifique, elles sont rapidement améliorées.

Tumeurs liquides. — Les seules tumeurs liquides qui puissent prêter à confusion, sont les kystes formés par la dilatation du canal excréteur d'un lobule glandulaire. Leur développement est lent, leur volume est variable et peut atteindre celui d'un petit œuf de poule, la peau qui les recouvre est saine et mobile. Au toucher, ils sont fluctuants, mous, indolents. Ils ont comme caractère d'augmenter légèrement de volume après la mastication, et si l'on vient à les ponctionner, on retire un liquide clair ; on peut ainsi évacuer le contenu du kyste, mais il se reforme très rapidement dès que le malade se met à manger.

Tumeurs mixtes. — Sous ce nom, on doit entendre ces tumeurs dans lesquelles on rencontre en nombre et en proportion variables un mélange de divers tissus. L'enchondrôme, le sarcôme, l'adénôme, le myxôme sont les tissus que l'on rencontre le plus souvent combinés. C'est avec ces tumeurs, les plus fréquentes dans cette région, que le diagnostic est le plus difficile ; presque toujours dans nos observations les tumeurs de nature tuberculeuse avaient été confondues avec celles-ci, ce qui n'a rien d'étonnant, car leurs symptômes sont à peu près les mêmes. En effet, même début obscur, insidieux ; c'est par hasard que le malade remarque une petite tumeur ar-rondie, mobile, indolente à la pression. Elle s'accroît peu à peu, sa consistance est variable, mais ordinairement elle est dure avec, par places, des points fluctuants. La peau est saine et mobile sur la tumeur. Celle-ci ne contracte pas d'adhérences avec le squelette de la face. Elle n'a pas de tendance à envahir les régions voisines, cependant elle peut devenir énorme ; elle a alors une forme générale conique. Les troubles fonctionnels sont nuls au début, la tumeur se développant en refoulant excentriquement les organes voisins, il n'y a que par son volume trop énorme qu'on peut voir les mouvements de la mastication gênés, l'ouïe affaiblie, le nerf facial paralysé. On n'obtient jamais l'engorgement des ganglions cervicaux.

On voit, par cette rapide énumération, que les symptômes décrits sont analogues à ceux que nous avons rencontré dans les tumeurs parotidiennes de nature tuberculeuse. La marche pourra peut être nous donner quelque indication. En effet, les tumeurs mixtes, après une évolution lente pendant un certain temps, prennent subitement un accroissement rapide. Mais ce n'est encore que par un examen histologique et bactériologique complet, que l'on pourra faire un diagnostic certain.

Cancer de la parotide. — Ici, au contraire, nous n'avons qu'à noter des différences. Le cancer est une affection de l'âge mûr : 60, 70 ans, surtout le squirrhe, il se montre plus fréquemment chez l'homme. Débute aussi par une petite tumeur, mais qui augmente rapidement de volume (principalement l'encéphaloïde), qui contracte des adhérences avec les parties voisines ; les ganglions du cou sont rapidement pris, ils sont petits, durs, et forment une chaine jusqu'au creux sus-claviculaire.

Les symptômes fonctionnels sont très marqués. La paralysie faciale est précoce, les douleurs fréquentes s'irradiant dans la partie inférieure de la face, la région mastoïdienne, la nuque et surtout le cou.

La marche est rapide, la tumeur évolue en un ou deux ans. On note alors la cachexie, un état général affaibli, en même temps une généralisation du néoplasme dans l'organisme et la mort à brève échéance.

Pronostic. — Le pronostic au point de vue local semble absolument bénin. Jamais on n'a vu la tuberculose détruire complètement la glande parotide. Dans la forme confluente surtout, une région limitée est seule envahie, dans la forme disséminée elle-même, les noyaux tuberculeux, loin de progresser, tendent au contraire à être isolés, grâce à une riche néoformation conjonctive qui les entoure (E. de Paoli).

Mais son pronostic éloigné est-il grave? La tuberculose de la glande parotide est-elle une de ces tuberculoses externes qui restent longtemps ou indéfiniment externes ou qui finissent par infecter l'organisme? D'après les malades que l'on a pu revoir après leur sortie de l'hôpital, il semble que cette tuberculose soit une tuberculose peu grave. En effet, sur 6 malades que l'on a suivis, 5 étaient bien portants après des périodes de temps variant de un à deux ans ; une seule fois on a trouvé, un an après, la parotide opposée envahie. On peut donc conclure que les tuberculoses de la parotide sont plutôt d'un pronostic favorable à tous les points de vue.

CHAPITRE V

TRAITEMENT

Traitement local. — On peut au début, tant qu'on n'est pas fixé, s'en tenir aux révulsifs comme la teinture d'iode, les vésicatoires et les pointes de feu ou aux résolutifs comme l'onguent mercuriel, sans cependant y avoir beaucoup de confiance, car ces divers agents thérapeutiques n'ont pas grande action sur la production tuberculeuse.

Les injections interstitielles n'ont jamais été employées, elles pourraient cependant avoir un effet plus actif. Cette méthode, qui a donné ailleurs de beaux résultats, consiste à injecter au centre de la tumeur, au moyen d'une seringue de Pravaz, quelques gouttes d'un liquide antiseptique. Verneuil a préconisé l'éther iodoformé et Reboul le naphtol camphré. Les injections au chlorure de zinc du professeur Lannelongue mériteraient d'être employées; elles déterminent, en effet, une sclérose qui étouffe la production tuberculeuse.

Quand on a affaire à la forme confluente, véritable abcès froid, on pourrait employer l'appareil Potain ou Dieulafoy pour vider la poche et ensuite injecter l'éther iodoformé à 10 0/0.

Mais il faut l'avouer, le plus souvent ces divers traitements sont insuffisants, il est nécessaire de recourir à l'intervention sanglante.

On pourrait, à la rigueur, faire une simple incision dans la tumeur, y placer un drain par où pourrait s'écouler le pus, mais il est bien préférable de ne pas s'en tenir à cette timide intervention.

L'incision suivie de curetage ou de cautérisation énergique des foyers donne déjà de meilleurs résultats, mais la curette ou le fer rouge peuvent laisser intacts les noyaux tuberculeux excentriques, qui ne sont pas rares et qui continuent à évoluer après l'intervention. Nous pensons donc que l'extirpation au bistouri est la méthode de choix. Deux cas peuvent se présenter. Quand il s'agit de la forme confluente, qu'on a affaire à une tumeur limitée (Obs. II et III), on peut se borner à faire une simple amputation cunéiforme, en taillant franchement dans le tissu sain, pour ne pas être exposé à laisser de petits foyers tuberculeux dans la plaie. Mais quand la tuberculose est disséminée comme dans notre cas, il faut faire l'ablation totale de la glande, qui a toujours donné des succès (quatre fois sur quatre).

A côté de ce traitement local très important, il

convient cependant de ne pas négliger le traitement général, qui consiste dans ses grandes li-
gnes : en une alimentation substantielle, la cure
d'altitude ou le séjour sur les plages maritimes ;
l'emploi de toniques. Les tuberculoses de la parotide se traitent ainsi comme des tuberculoses
locales quelconques, où l'on a toujours intérêt à
mettre l'organisme en état de défense, contre une
généralisation toujours à redouter.

CHAPITRE VI

DOCUMENTS

OBSERVATION PREMIÈRE (*inédite*).
Recueillie dans le service de M. le D^r LE BEC
(Chirurgien de l'hôpital Saint-Joseph).

C... Alphonse, âgé de 61 ans, ancien gardien de la paix, entre à l'hôpital Saint-Joseph le 17 mars 1897 dans le service du D^r Le Bec.

Rien à noter dans les antécédents héréditaires. Il est marié et père de deux enfants bien portants.

Antécédents personnels. — En 1870, il a fait la campagne et a reçu une blessure à la région temporale gauche, blessure produite par un éclat d'obus. Il est resté prisonnier en Silésie pendant 8 mois, là, il a beaucoup souffert et a contracté des rhumatismes qui, bien que très atténués actuellement, le font encore souffrir de temps en temps. Il y a dix-huit mois, son oreille droite a donné un peu de pus, mais sans jamais occasionner de vives douleurs, après quelques lavages toute trace de suppuration a disparu, laissant cependant une surdité assez complète de cette oreille.

Actuellement, il entre à l'hôpital pour une tumeur située dans la région parotidienne gauche. Il y a trois mois, en se rasant, il remarqua une légère tuméfaction de cette région, il n'y fit pas attention l'attribuant à une fluxion provoquée par une dent gâtée. Mais depuis cette époque, cette tumeur a augmenté peu à peu de volume sans jamais occasionner la moindre douleur, l'état général est demeuré excellent, il n'y a que l'augmentation progressive de la tuméfaction qui a engagé le maiade à venir consulter.

Examen clinique. — La région parotidienne est légèrement soulevée, la peau a conservé son aspect normal et glisse parfaitement sur les parties sous-jacentes. Au palper, on trouve une masse à cheval sur la branche montante du maxillaire, de consistance ferme sans points fluctuants, de forme irrégulière, avec une concavité embrassant le lobule de l'oreille. On peut la mobiliser sur les plans profonds.

Cette tumeur mesure dans le diamètre transversal maximum, cinq centimètres, dans le diamètre vertical maximum quatre centimètres.

Diagnostic. — Tumeur mixte de la parotide.

Opération le 20 mars 1897. — Première incision de la peau sur une étendue de 10 centimètres, passant en avant du lobule de l'oreille, puis seconde incision de 9 centimètres, perpendiculaire à la première. La glande mise à nu, on essaie de l'enlever en ménageant le facial ; pour cela on recherche le nerf en arrière, mais sa découverte est pénible en raison de l'hémorrhagie abondante et des adhérences de la tumeur aux muscles. Enfin, moitié coupant, moitié arrachant, car la glande est très friable et se déchire sous la pince, on finit par l'enlever dans presque sa totalité, en respectant le plus possible les filets nerveux que l'on aperçoit dans le fond de la plaie, on arrive ainsi jusque sur la jugulaire interne. On referme et on draine.

Suites opératoires normales.— Les fils sont enlevés au bout de huit jours. Il faut noter cependant que dès le lendemain de l'opération, on trouve la commissure labiale déviée du côté droit; la joue gauche est flasque, soulevée par l'expiration, l'écoulement de la salive est involontaire, l'œil gauche ne peut-être fermé complètement. En somme, tous les symptômes d'une paralysie faciale gauche.

Le malade quitte l'hôpital complètement guéri quinze jours après l'opération, mais conservant toujours son asymétrie faciale.

Nous avons revu dernièrement l'opéré, qui est toujours dans un état de santé excellent. (Avril 1898.)

La paralysie faciale a duré environ six mois, allant toujours en s'atténuant, et actuellement on ne remarque plus aucune différence dans les traits de la figure. La cicatrice est absolument parfaite, linéaire, la peau est mobile sur les plans profonds, on ne sent aucune induration, pas de douleur à la pression ni spontanément, pas la moindre gêne pour la mastication.

EXAMEN DE LA TUMEUR

Aspect macroscopique. — La tumeur présente le volume et la forme d'un œuf de poule ; sectionnée dans son plus grand diamètre, on remarque sur la surface de la coupe à côté des points de la glande, bien lobulés, d'apparence normale, d'autres endroits au nombre de cinq qui paraissent gris blanchâtres, ramollis et comme caséeux. Ces points sont gros comme une lentille environ et disséminés dans les différentes parties de la glande. C'est sur trois de ces foyers qu'ont porté les coupes. La pièce a été conservée d'emblée dans l'alcool, incluse au collodion, et coupée au microtome de Yung.

Examen histologique. — Coloration à l'hématoxiline-éosine et au carmin de Grenacher.

A un faible grossissement (ocul. 2, objectif 3 de Dumaige) la coupe de la première série apparaît constituée sur la moitié de son étendue par une zone entièrement caséeuse dans laquelle on reconnaît pourtant la texture générale des lobules glandulaires avec des travées fibreuses interlobulaires entièrement mortifiées. Au centre de l'un des lobules, on distingue une petite lumière circulaire qui a la forme d'un petit canal excréteur, dont les cellules épithéliales et la paroi ne prennent plus la matière colorante. Dans cette zone caséeuse, on note en outre la présence de nombreux espaces entièrement clairs, elliptiques, vésicules graisseuses perdues au milieu de la masse caséeuse et absolument semblables à celles que l'on trouve dans les parties voisines de la glande non altérée. Sur la coupe, on voit que cette caséification a envahi la totalité de trois lobules dont il reste seulement quelques vestiges de canaux excréteurs.

Cette surface caséeuse est bordée de toutes parts par une zone très infiltrée de cellules embryonnaires ; cette région intermédiaire correspond à des portions de lobules dont une partie a subi entièrement la dégénérescence caséeuse, tandis que l'autre présente des cellules acineuses et des canaux excréteurs (caractérisés par leur paroi à noyaux allongés et leur épithélium à cellules cylindriques) étouffés par cette prolifération de cellules rondes. Dans cette zone embryonnaire on rencontre deux ou trois cellules géantes pour chaque coupe.

Sur la deuxième moitié de la coupe, nous retrouvons les caractères ordinaires de la glande parotide sans rien de particulier à noter. Toutefois au voisinage de la masse caséeuse, les espaces conjonctifs interlobulaires qui renferment des canaux excréteurs volumineux, sont infiltrés de cellules embryonnaires formant des îlots assez étendus. Les vaisseaux dont les parois sont épaissies se retrouvent dans cette zone infiltrée.

La deuxième coupe dans la moitié environ de son étendue n'offre rien de particulier, à part une certaine infiltration embryonnaire siégeant dans les espaces conjonctifs interlobulaires, spécialement autour des vaisseaux de petit et de moyen calibre. Dans un de ces espaces on trouve au voisinage d'un vaisseau, un petit nodule embryonnaire dont le centre est occupé par une cellule géante, dont les noyaux occupent presque toute la périphérie. A ce niveau, l'infiltration embryonnaire devient beaucoup plus intense et en déplaçant la préparation, on arrive, après avoir traversé une zone entièrement formée de cellules jeunes, à une masse caséeuse ou rien ne se colore et dans laquelle on retrouve encore des vésicules graisseuses, le tout ayant bien la forme générale et la texture d'un lobule entièrement mortifié. Au voisinage de ce gros placard caséeux, on en retrouve un second beaucoup moins large, qui occupe le tiers environ d'un lobule et à l'intérieur duquel cette caséification s'infiltre comme un coin. Autour de ce foyer existe une petite bande d'infiltration embryonnaire et au milieu de la portion latérale de ce coin on remarque, au milieu de cellules embryonnaires, deux cellules géantes, dont les noyaux décrivent une figure en fer à cheval bien nette ; le centre en est caséifié. Ces cellules ont tous les caractères de la cellule géante tuberculeuse. En effet, le nombre des noyaux périphériques, l'aspect caséeux de la portion centrale de la cellule, son volume plus considérable, permettent de ne pas les confondre avec les acini voisins, au centre desquels on reconnaît en outre une substance protoplasmique appartenant aux cellules. Quant aux canaux excréteurs, ils s'en différencient parce qu'on en voit la paroi propre et parce que, au centre, les cellules laissent une lumière plus ou moins grande. (Les détails de cet examen ont été observés au moyen de l'oc. 2 et de l'obj. 6 du même constructeur.) Au sommet du coin caséeux, on retrouve au milieu d'une zone embryonnaire deux autres cellules géantes. En résumé, ce lobule est envahi par une dégénérescence caséeuse tuberculeuse partant de la périphérie et cheminant vers le centre.

Sur une troisième coupe, on a remarqué, à côté de portions glandulaires saines, plusieurs points intéressants. L'un est constitué par une large plaque de substance caséeuse, occupant la largeur de deux lobules, il s'agit d'une caséification complète, avec zone embryonnaire périphérique. Au voisinage, les espaces conjonctifs interlobulaires sont infiltrés de cellules embryonnaires, qui forment un manchon aux canaux excréteurs et aux vaisseaux. Cette infiltration s'étend sur un point du lobule, et là, tout à fait à la périphérie de ce dernier, on note la présence d'une cellule géante absolument caractéristique. Un lobule voisin absolument infiltré

P.   4

de cellules embryonnaires possède une cellule géante
toute comparable. A une autre extrémité de la coupe,
un lobule dont la section a la forme ovoïde se trouve
environné par un espace infiltré ; la petite extrémité
de l'ovoïde est absolument caséifiée, on ne trouve pas
de cellule géante à ce niveau.

De l'examen de cette coupe, il résulte qu'on y voit
le processus caséeux à différents stades de son évolution. Sur le point le plus avancé, deux lobules ont subi
une dégénérescence complète. Dans les points où le
processus paraît en pleine activité, on le voit débuter
à la périphérie des lobules où il est caractérisé par la
caséification et la présence de cellules géantes, c'est de
là qu'il envahit le lobule en s'insinuant peu à peu dans
son intérieur.

Nous pouvons donc conclure que le processus inflammatoire a son point de départ dans le tissu conjonctif
périacineux, puisque c'est là que nous avons trouvé
les lésions les plus anciennes et les plus intenses surtout autour des vaisseaux, tandis que le tissu glandulaire était encore à peine altéré. Il faut donc penser à
la voie d'apport par les vaisseaux sanguins ; ce processus infectieux serait encore confirmé par la présence
des foyers multiples, disséminés dans les différentes
parties de la glande.

Ces coupes ont été spécialement colorées pour la
recherche du bacille de Kock, par la fuschine de
Ziehl ; sur quelques-unes la coloration a été faite à
chaud, sur d'autres nous avons employé la coloration
à froid en 24 heures. La décoloration a été obtenue par
le séjour rapide dans une solution d'aniline chlorhy-

drique à 2 0ı0 et le rinçage à l'alcool absolu. Le fond a été ensuite recoloré par une solution à 0,50 0ı0 de thionine. Avec l'immersion 1/15 de (Verick-Stiannic), nous avons recherché les bacilles ; nous n'avons pu en découvrir qu'un très petit nombre dans la zone d'infiltration périacineuse au voisinage des cellules géantes ; toutefois la coloration nette et l'aspect caractéristique de ces bacilles, nous permettent d'être affirmatif sur leur nature tuberculeuse.

OBSERVATION II, de MM. LEGUEU et MARIEN

(*Presse médicale*, année 1896).

Une jeune enfant de 13 ans nous est amenée en octobre 1895, présentant une petite tumeur sur la joue gauche. Il y a à peu près trois ans que les parents s'en sont aperçus ; d'abord, c'était une petite boule grosse comme une lentille tout au plus, puis les dimensions se sont accrues peu à peu, en même temps qu'un soulèvement des téguments de la région venait masquer les contours primitifs.

Examen clinique. — Sur la joue gauche, à peu près au niveau du bord antérieur du muscle masséter, on sent, plutôt qu'on ne voit une petite tumeur du volume d'une noisette, bien régulière et arrondie. Elle adhère à la face profonde de la peau qui se plisse à ce niveau lorsqu'on cherche à la faire glisser sur la tumeur.

Elle tient un peu dans le fond aux parties profondes, elle fait corps avec elles, et il est difficile de la mobiliser facilement. Cependant, elle est indépendante du muscle masséter dont la contraction ne modifie aucunement ses caractères.

Cette tumeur est indolente ou à peu près ; on peut la presser et l'examiner sans faire souffrir l'enfant. Sa surface est irrégulière ; elle semble formée de plusieurs parties réunies au centre et encore distinctes à la périphérie. La consistance de la tumeur est assez difficile à déterminer, car ses dimensions sont, en somme, très restreintes. Elle n'est pas dure, elle n'est pas non plus fluctuante : elle est plutôt molle comme un kyste dermoïde.

Diagnostic. — Adénite suppurée.

Opération. — La tumeur est enlevée par l'extérieur à l'aide de la cocaïne. Une incision creusée autour du point cutané adhérent nous permet de libérer toute la masse : un moment, quelques gouttes de pus crémeux s'échappèrent, nous venions d'ouvrir une poche. Nous retrouvâmes cependant la perforation qui fut fermée avec une pince, et toute la tumeur, avec ses prolongements, fut extirpée en totalité.

Quelques points de suture complétèrent l'intervention. Les jours suivants, comme l'examen de la pièce devait nous le faire craindre, la salive s'écoulait en partie par la joue ; nous craignîmes un moment que le canal de Sténon n'ait été ouvert, mais, depuis, la fistule s'est oblitérée d'elle-même ; c'était une fistule due à l'ouverture de la parotide elle-même et non de son canal excréteur.

Examen de la tumeur. — Du volume d'une grosse noix, la tumeur offre, à la coupe, l'apparence d'un tissu glandulaire, hypertrophié. A l'œil nu, les lobules glandulaires se présentent sous divers aspects. Les uns ont une couleur rouge sombre et les autres une coloration jaunâtre.

Le centre de la tumeur est constitué par une cavité à surface interne légèrement festonnée et contenant du muco-pus de consistance laiteuse. Ce pus a les caractères d'un magma amorphé contenant quelques rares leucocytes; l'examen microscopique et les cultures n'y révèlent aucun microbe.

A l'examen microscopique de la tumeur, sur des coupes passant par la cavité, on constate, à un faible grossissement, qu'il y a une caverne tuberculeuse. Celle-ci a pour parois propres du tissu glandulaire rempli d'îlots de granulations tuberculeuses.

Ces granulations, caséifiées à leur centre, contiennent des cellules géantes, des cellules épithélioïdes et sont entourées d'une zone de prolifération embryonnaire.

Elles sont agglomérées en grand nombre dans toute la paroi de la caverne, qui semble être le résultat de la fonte des tubercules ramollis.

En effet, sur quelques points de cette paroi, on reconnaît encore des lobules glandulaires, détruits, mais entourés de travées de tissu conjonctif fortement infiltré d'éléments embryonnaires.

Sur d'autres points, les lobules qui limitent la cavité ont été en partie détruits par la caséification; mais, sur leur portion encore reconnaissable, on trouve un grand nombre de petits nodules caséifiés, des cellules géantes et des cellules épithélioïdes.

Si nous examinons à un plus fort grossissement

des coupes faites à une certaine distance de la cavité, en plein tissu glandulaire, voici ce qu'on voit : partout où l'on trouve des canaux excréteurs, on les voit entourés d'une zone d'infiltration embryonnaire qui envahit leur paroi. Les cellules épithéliales de ces canaux ont proliféré et leur lumière est remplie d'éléments embryonnaires.

Cette infiltration se retrouve au milieu d'un grand nombre de culs-de-sacs glandulaires encore nettement reconnaissables.

Elle est d'autant moins accentuée qu'on se rapproche davantage de la périphérie du lobule.

Sur ces points, le tissu fibreux interlobulaire est en général intact, et les vaisseaux qui le parcourent ne présentent aucune altération.

Sur d'autres lobules se voient des lésions beaucoup plus accentuées et nous avons pu colorer des bacilles de Koch au milieu des cellules géantes.

En comparant, sur les coupes, les points qui sont les moins altérés avec ceux où les lésions sont plus prononcées, on se rend compte du processus qui a présidé à l'envahissement.

L'infiltration nous a paru débuter toujours au centre du lobule, autour du canal excréteur principal, pour, de là, s'étendre à la périphérie pendant que le centre subit la transformation caséeuse.

Le tissu interlobulaire a été envahi secondairement et la fusion de plusieurs lobules adjacents, déjà caséifiés à leur centre, a amené la production de la caverne.

Il s'agit donc, en réalité, d'une gomme tuberculeuse de la parotide. La nature de la lésion ne fait pas de doute, puisque tous les stades de l'évolution tuberculeuse s'y retrouvent à divers degrés, avec bacilles de Koch, De plus, il s'agit bien d'une tuberculose glandulaire. c'est-à-dire développée au sein même du parenchyme de la parotide. C'était une tuberculose partielle et limitée au prolongement antérieur ou massetérin de la glande ; le reste de l'organe était sain, autant au moins qu'on en peut juger par l'examen clinique.

Observation III

Professeur De Stubenrauch (*Arch. für klinis. Chirurg.*, 1894).

Il s'agit d'un homme âgé de 60 ans. Depuis un an, il a vu se développer en avant de l'oreille droite une petite tumeur dure, qui augmente peu à peu de volume et finit par se ramollir. Elle est restée indolente : cependant, depuis quelque temps, douleurs dans la région auriculaire.

Dans les antécédents de ce malade, il n'y a que peu de chose à relever ; pas de tare héréditaire, pas de scrofule, pas d'adénopathies, mais seulement une fièvre typhoïde, il y a quelques années. Il faut noter cependant une stomatite et une abondante secrétion salivaire depuis un certain temps.

Examen clinique. — On voit dans la région parotidienne du côté droit une tumeur kystique hémisphérique : partout la peau qui la recouvre est normale et mobile. La tumeur est distante du lobule de l'oreille de un centimètre environ ; son diamètre est, à peu près dans tous les sens, de 3 centimètres. La tumeur est peu mobile dans le sens vertical, elle l'est plus dans le sens antéro-postérieur. Elle est élastique et fluctuante. La pression à sa surface, outre qu'elle n'est pas douloureuse, ne diminue pas son volume et n'amène pas l'issue du liquide à l'orifice du canal de Sténon.

L'examen du sujet ne révèle par ailleurs aucune manifestation tuberculeuse.

Opération. — L'extirpation de la tumeur fut pratiquée : elle était développée dans la glande parotide ; elle contenait à son centre une poche à parois épaisses, se laissant facilement isoler sur ses parties latérales : la base, au contraire, adhérait fortement au reste de la glande, et il fallut enlever, en même temps, un fragment de parotide qui lui adhérait. Dans cette manœuvre, on fit à la paroi du kyste une petite perforation, par où s'échappa son contenu, qui sembla être de la salive à peu près pure.

Hémostase, suture, drainage. — Guérison en dix jours.

Examen microscopique. — La paroi du kyste avait environ 2 centimètres d'épaisseur : sa surface interne était bosselée, couverte de petits tubercules gris, rougeâtres. Sur les préparations faites en grattant et en dissociant ces tubercules, on trouva de rares bacilles de Koch. Le liquide, dont il ne restait que quelques gouttes visqueuses adhérentes à la paroi interne, présente, au microscope, l'aspect du liquide salivaire : il renferme cependant plus de leucocytes que la salive normale.

L'examen histologique de la paroi de la poche révéla les particularités suivantes : la couche la plus interne est composée d'un amas de granulations tuberculeuses. Elle est formée d'un amas de cellules épithélioïdes, la plupart rondes, immédiatement entourées de leucocytes. Les cellules épithélioïdes par places s'enfoncent vers les parties profondes : il en résulte un aspect qui, sous le rapport du groupement des cellules, rappelle en quelque sorte la disposition des cellules dans les papilles de la peau.

Le centre des amas de cellules épithélioïdes est, en beaucoup d'endroits, atteint par la nécrose : par places, on reconnaît très nettement les cellules géantes.

La couche que nous venons de décrire a le caractère du vrai tissu de granulations tuberculeuses, sans montrer nulle part de cellules glandulaires, ni de canaux d'excrétion.

Autour, paraît une couche de tissu conjonctif fibrillaire, renfermant dans ses mailles une grande quantité de leucocytes et aussi, disséminées, il est vrai, des canaux d'excrétion glandulaires.

Dans les zones suivantes, la tuberculose de la glande se montre d'une façon évidente : on ne retrouve plus les cellules parotidiennes, que complètement isolées, et la plupart entourées de leucocytes. Elles sont complètement chargées, plus petites ; leur protoplasma se colore moins. Entre les nombreux canaux excréteurs disséminés on voit des tubercules d'aspect variable. Des cellules géantes s'y montrent çà et là, mais beaucoup moins fréquentes que dans la première couche.

Les vaisseaux veineux et artériels sont fortement épaissis : leur lumière est considérablement réduite et à leur pourtour se voit une infiltration de petites cellules.

Dans les parties les plus excentriques de la glande, la lésion est moins avancée : elle n'atteint que quelques territoires lobulaires. Les nodosités de l'infiltration tuberculeuse sont souvent séparées par de grands espaces sains. Les tubercules, là où on les trouve, se présentent à diverses périodes. Les canaux excréteurs sont, à leur périphérie, comme les vaisseaux, fortement infiltrés de cellules rondes. On ne peut dire d'une façon précise, d'après cet examen, de quelle manière et à quel point les cellules parotidiennes prennent part à la prolifération tuberculeuse. En de certains points, on a cette impression qu'un assez grand nombre de cellules glandulaires disparaissent par simple atrophie, atrophie qui semble due à la compression ; en d'autres points, il semble au contraire qu'elles prennent une part directe, active, à la prolifération, parce qu'on voit dans leur intérieur un grand nombre de figures karyokinétiques.

OBSERVATION IV

(Inaugural Dissertation). Berlin, 1897. Bockhorn.

La femme P..., âgé de 39 ans, entre à la Clinique le 2 novembre 1896.

Antécédents personnels et familiaux nuls. Les poumons sont sains. Pas de syphilis ; on ne trouve aucun stigmate. Fausse couche il y a 18 ans, deux enfants actuellement bien portants.

Il y a 3 mois sa joue gauche enfla en l'espace de huit jours au point où elle en est aujourd'hui ; la douleur n'était pas considérable, sauf à certains moments où alors elle s'étendait à toute la tête.

Etat actuel. — La joue gauche est complètement tuméfiée, mais le gonflement le plus marqué se trouve à deux travers de doigt en avant du pavillon de l'oreille et à un travers de doigt au-dessous de l'arcade zygomatique. La peau est un peu rouge, tendue, vernissée; on ne peut la plisser, le doigt y laisse son empreinte quelque temps. La consistance de cette tumeur est plutôt ferme, on n'a pas la sensation de fluctuation vraie, mais de pseudo-fluctuation en certains points. La bouche ne peut s'ouvrir facilement, les maxillaires édentés sont presque en contact. On remarque deux dents gâtées près de l'orifice buccal du canal de Sténon, implantées sur le maxillaire inférieur.

Diagnostic. — Gomme syphilitique.

Première opération, le 4 novembre 1896.

Après la section du tissu glandulaire œdématié, il s'écoule une petite quantité de sérosité fluide. On tombe sur un foyer caséeux du volume d'un noyau de cerise, on l'enlève avec la partie supérieure de la parotide. Le tissu environnant est gris, un peu granuleux. Tamponnement avec la gaze iodoformée.

Dix jours après cette première opération, on constate de la fluctuation à un centimètre au-dessous du point de l'incision, la plaie est envahie par des granulations lardacées, de couleur jaune, grisâtre.

Deuxième opération. — Après ablation des surfaces bourgeonnantes avec la curette tranchante, une incision perpendiculaire à la première permet de tomber sur la région malade. La glande est enlevée en majeure partie avec la curette, car les ciseaux et les pinces étaient impraticables. On ne pouvait malheureusement songer à respecter le nerf facial, bien plus le nerf buccal paraît touché.

La parotide très friable dans son ensemble donne l'impression d'une gomme syphilitique. Pansement avec la gaze iodoformée. Sur le désir de la malade on enlève les deux molaires gâtées.

Suites opératoires. — Les portions restantes de la parotide sécrètent abondamment, la salive coule du moignon du canal de Sténon coupé dans la plaie. Celle-ci se comble petit à petit et la malade sort guérie de la Clinique, le 8 janvier 1897.

On n'a jamais constaté la moindre trace de paralysie faciale, ce qui est absolument extraordinaire, la conservation du nerf paraissant impossible.

D'après des nouvelles récentes la malade est toujours en parfaite santé.

Examen microscopique. — Nous avons déjà vu plus haut que l'examen macroscopique ne pouvait nous donner un diagnostic sûr, c'est le microscope seul qui dans ce cas peut donner la certitude.

Dès les premières coupes je trouvai des cellules géantes et épithélioïdes dans le tissu glandulaire enflammé, j'aurais pu me contenter de cette trouvaille d'après Ziegler et d'autres auteurs, mais pour avoir un diagnostic certain, il me fallait trouver le bacille de

Koch. Je fis cette recherche par différentes méthodes
et finalement je me servis de celle de Ziel-Neelsen, la
meilleure suivant moi. Je trouvai dans le champ du
microscope 1 à 3 bacilles tuberculeux surtout au voisinage des cellules géantes.

Je reprends maintenant l'étude de mes coupes. Les
lésions étaient diffuses et non en forme de kyste salivaire à paroi tuberculeuses comme dans le cas de Stubenrauch, puisque dans les muscles voisins et
dans le tissu graisseux retiré au moment de l'opération je trouvai des signes très nets d'infiltration de
cellules rondes.

Je crois utile de distinguer quatre zones dans mes
coupes :

1re zone. La substance glandulaire est normale.

2e zone. La substance glandulaire est enflammée
on trouve une atrophie partielle des cellules glandulaires.

3e zone. Il n'y a plus de cellules glandulaires mais
des cellules épithélioïdes et géantes en grand nombre.

4e zone. Tout est complètement caséifié.

La transition entre les différentes zones, le lent travail du processus morbide peuvent se suivre facilement sur les différentes préparations. Mais j'étudierai
d'abord chaque préparation isolément.

Nous trouvons en premier lieu un tissu glandulaire
normal ; les cellules glandulaires surtout, sont intactes ;
on rencontre quelques leucocytes dans le tissu conjonctif périalvéolaire, comme c'est l'habitude. Les conduits excréteurs et les alvéoles ont leurs noyaux un
peu plus fortement colorés. Les canaux excréteurs de

la glande offrent au premier abord l'aspect de cellules
géantes, mais on les en différencie par la présence de leur membrane basale. Le tissu conjonctif
qui entoure les alvéoles et les lobules n'est pas modifié.

Si nous poussons plus loin notre étude, nous cons-
tatons l'apparition de cellules rondes dans le tissu conjonctif et de cellules épithélioïdes dans les parties les
plus infiltrées. En certain points l'infiltration est si
accentuée qu'on ne reconnaît plus de tissu glandulaire. A la limite de ces points où l'infiltration conjonctive a tout envahi, on trouve encore des cellules glandulaires et des restes de canaux excréteurs, preuve que
le processus inflammatoire n'est pas parti du tissu
glandulaire mais du tissu conjonctif. Nulle part l'épithélium glandulaire ne présente de desquamation
inflammatoire ou de nécrose.

Cette coupe est favorable à l'étude des vaisseaux. On
ne trouve nulle part dans leur paroi cette hypertrophie
si manifeste dans la syphilis.

. Sur d'autres coupes l'infiltration des cellules rondes
s'accentue, les cellules glandulaires disparaissent, les
cellules épithélioïdes augmentent et l'on voit apparaître
les cellules géantes qui déjà entrent souvent en déli-
quescence (in Zerfall). Par la double coloration, j'ob-
tiens une coloration très nette des membranes basales
des acini, ce qui permet de les différencier des cellules
géantes. Les noyaux de celle-ci sont si régulièrement
disposés en cercle qu'au premier abord on ne les distingue pas. Les cellules géantes se rencontrent par
groupes entourées de cellules épithélioïdes, mais sans
zone de cellules embryonnaires; je n'ai rencontré que

dans quelques préparations le follicule tuberculeux typique.

Ensuite les cellules rondes diminuent de plus en plus, les cellules géantes et les cellules épithélioïdes augmentent. Finalement on arrive sur les portions casséeuses.

Enfin si on examine les préparations obtenus par la coloration de Ziel-Neelsen on y rencontre des bacilles de Koch en nombre varié, faciles à reconnaître ; leur seule présence aurait suffi à poser un diagnostic ferme. A fortiori en trouvant dans les mêmes préparations le tubercule type renfermant des cellules géantes, il ne pouvait subsister aucun doute.

L'auteur conclut de cet examen microscopique que l'affection n'a pas débuté dans les culs de sac glandulaires, comme dans le cas de Stubenrauch mais dans le tissu conjonctif. En effet dans la plupart des coupes, on voit celui-ci déjà rempli, de cellules rondes, de cellules epithélioïdes et géantes alors que le tissu glandulaire est encore normal.

OBSERVATION V

Cette observation, ainsi que la suivante, nous a été très obligeamment communiquée par le Professeur PAOLI DE PÉROUSE, qui nous a envoyé son étude complète sur la tuberculose des glandes salivaires).

Tumeur tuberculeuse de la parotide. — Extirpation. Guérison.

Maria Santa Giovannoni de Linguinie, âgée de 53 ans, entrée à la Clinique le 5 février 1891.

Antécédents. — Ses parents sont morts dans un âge avancé, sa sœur et ses fils sont morts de tuberculose pulmonaire. Il y a trois ou quatre ans, elle a eu un abcès au front, guéri après incision. Un an après apparaissent deux ou trois petits abcès à la joue gauche sous l'arcade zygomatique, guéris par le même procédé.

Six mois avant son entrée à l'hôpital une tumeur dure et douloureuse s'est développée dans la région de la partie gauche. Le médecin traitant croyant sentir un point fluctuant y pratique une incision qui ne donne qu'un peu de sang. La plaie s'est bien cicatrisée mais la tumeur continue à augmenter.

Examen clinique. — C'est une femme d'une bonne constitution. A la région frontale et à la joue gauche on observe des cicatrices déprimées, fibreuses, non pigmentées. La région parotide gauche présente une tumeur recouverte par une peau rosée et parcourue par une cicatrice. Cette tumeur a le volume d'un œuf de poule elle est légèrement bosselée, présentant une consistance dure et élastique, elle est indolente à la pression et insérée dans la loge parotidienne par une large base. En examinant les traits de la face, on y trouve une asymétrie assez manifeste, la commissure labiale droite est attirée en haut.

Diagnostic. — Sarcôme de la parotide avec paralysie faciale.

Opération le 8 février 1891. On pratique une incision partant de l'oreille et descendant jusqu'à l'angle du maxillaire. On tombe alors sur la tumeur que l'on détache a peu près du tissu glandulaire. Dans la dissection laborieuse on rencontre peu de vaisseaux im-

portants, la carotide externe étant refoulée profondément. On enlève aussi une portion de la tumeur qui
s'avançait sous le maxillaire, après avoir lié préalable-
ment l'artère faciale.

Les suites opératoires sont normales. Pas de fièvre.
La malade quitte l'hôpital le 14 février 1891, complètement guérie, mais conservant toujours sa paralysie
faciale.

Deux ans après (10 mai 1893), l'opérée était toujours
en bonne santé.

Examen de la tumeur. Aspect macroscopique. — La
tumeur enlevée était recouverte d'une mince capsule
conjonctive, présentant à la coupe une consistance
fibreuse ; on ne trouve pas de points kystiques ni ramollis.

Examen histologique. — Dans les coupes, on trouve
certains points où le tissu glandulaire est tout à fait
normal, tandis que dans d'autres il a complètement
disparu. Vers la superficie on rencontre beaucoup de
lobules glandulaires intacts ou avec des petits foyers
de leucocytes à leur périphérie, ou dans leur partie
centrale autour des vaisseaux sanguins et des petits
canaux excréteurs. Dans d'autres lobules, au contraire,
l'infiltration des cellules embryonnaires est très considérable et s'avance au loin dans les espaces interlobulaires.

Les canalicules (tubuli) les plus voisins de ce foyer
inflammatoire sont obstrués par l'épithélium proliféré,
dont les éléments ont perdu leur caractère de cellules
muqueuses et séreuses ; les canaux excréteurs (dotti
excretori) renferment dans leur lumière un exsudat

P.   5

floconneux, qui se colore d'une façon intense par l'éosine et paraît fibrineux.

Où l'altération est plus prononcée, le tissu de nouvelle formation a pris la place en grande partie du tissu glandulaire, dont on ne retrouve plus que quelques canaux excréteurs dilatés. On trouve aussi ça et là quelques rares nodules tuberculeux de forme circulaire formés seulement de cellules épithélioïdes, ou encore de cellules géantes. Beaucoup de ces nodules sont envahis par un processus de dégénérescence, par infiltration séreuse, accompagnée ou non de l'invasion des leucocytes dans le protoplasme de leurs éléments. Ce processus de dégénérescence du nodule atteint surtout les cellules épithélioïdes, les cellules géantes résistant mieux. Dans quelques nodules on voit des cellules fusiformes isolées ou réunies en faisceaux avec des vaisseaux sanguins, qui arrivent au contact des cellules épithélioïdes et géantes, on a donc une vraie organisation du nodule tuberculeux.

Quand le tissu glandulaire disparaît en présence du tissu inflammatoire, on trouve tantôt des canalicules distendus par leurs cellules épithéliales et par des leucocytes venus du dehors, tantôt des canalicules réduits de volume avec leur épithélium atrophié. Dans les points où l'infiltration est plus complète, les canalicules sont rompus par suite de la destruction de leur membrane propre, leurs éléments cellulaires sont noyés au milieu de la masse des leucocytes et il est impossible de les distinguer des cellules épithélioïdes du nodule tuberculeux en voie de formation.

Il faut encore noter les altérations que présentent le

tissu conjonctif interlobulaire, la capsule et le tissu
adipeux profond de la loge parotidienne. On y trouve
de petits nodules disséminés et constitués soit par des
leucocytes seulement, soit aussi par des cellules épithélioïdes et géantes. L'infiltration tuberculeuse y est
plus abondante que dans les lobules glandulaires
voisins.

Les nodules sont disposés très fréquemment autour
des petites artères qui sont épaissies par un processus
d'endartérite. Quelques-unes sont complètement obli-
térées, tandis que d'autres ne présentent qu'un épaississement partiel de leur paroi dans laquelle on trouve
de beaux nodules caractéristiques.

Les faisceaux nerveux présentent un gonflement inflammatoire de leur périnèvre, on y note une infiltra-
tration de cellules embryonnaires, d'éléments en fuseau et de petits vaisseaux entre les fibres nerveuses qui
sont en partie détruites.

La coupe tombe fréquemment sur des petits ganglions
lymphatiques qui sont simplement hypertrophiés, sans
présenter de nodules tuberculeux ni de dégénérescence
caséeuse. Point important à noter, car les nodules
sont abondamment répandus dans les trabécules du
tissu adipeux qui entoure ces ganglions.

Dans la partie centrale de la tumeur, à la section,
on rencontre de grandes masses formées du tissu conjonctif jeune dans lequel, entre les leucocytes, sont
disséminées des cellules à fuseau et endothéliales et de
fins faisceaux de fibrille. En d'autres points, le tissu
conjonctif devenu en grande partie fibreux, présente
des foyers circonscrits de leucocytes contenus dans les

espaces lymphatiques et interfasciculaires au milieu
d'un exsudat séreux transparent, ou des foyers plus
considérables par la disparition des trabécules et formant de véritables abcès encapsulés. Les gros faisceaux
fibreux se colorent fortement par l'éosine. La présence
de canaux glandulaires atrophiés ou dilatés au milieu
de la néoformation conjonctive, indique que celle-ci
a pris la place de larges espaces de tissu glandulaire.

Le tissu conjonctif fibreux est parsemé de nodules
tuberculeux très bien conservés ou envahis par un processus de dégénérescence. C'est même une chose digne
de remarque, de voir ce tissu fibreux faire disparaître
presque tous les éléments du tissu glandulaire, tandis
qu'il conserve et enveloppe le nodule tuberculeux. On
observe seulement en des points limités des foyers de
tissu en dégénérescence, granulo-graisseux, au milieu
desquels sont des cellules géantes plus ou moins bien
conservées.

Avec la coloration de Weigert au milieu du tissu
glandulaire en apparence sain, dans l'épithélium des
canalicules encore intacts, au milieu de la néoformation
conjonctive jeune, on trouve de rares bacilles ; dans la
cellule géante on les trouve fragmentés. Dans d'autres
préparations on voit des bacilles isolés à l'intérieur de
la cellule géante des nodules disséminés dans le tissu
conjonctif fibreux, et on rencontre des bacilles fragmentés dans les leucocytes, les noyaux et les vacuoles
des cellules géantes et épithélioïdes.

OBSERVATION VI

(L'observation clinique a été fournie par le Dr Santovecchi qui a aussi enlevé la tumeur; l'examen histologique et microscopique a été fait par le professeur
E. de Paoli.)

. Tumeur de nàture tuberculeuse de la parotide.
Extirpation. — Guérison.

Maria Gritti, âgée de 19 ans, entre à l'hôpital d'Um-
bertide, le 14 mai 1895.

Antécédents. — Rien à signaler dans l'hérédité. Ses
parents et ses trois frères sont vivants et bien portants.
Elle-même n'a jamais été malade.

Il y a cinq ou six ans, elle ressentit de vives douleurs
à l'intérieur de l'oreille gauche, douleurs s'irradiant
bientôt dans toute la région de la joue correspondante.
A ces douleurs succède une paralysie faciale gauche
et enfin, quelques mois plus tard, apparaît une petite
tumeur de la région parotidienne, qui augmente lente-
ment. D'après la malade, cette tumeur aurait eu des
phases d'augmentation et de régression, correspondant
à des exacerbations ou à des rémissions de la douleur
qui, par moment, seraient devenues paroxÿstiques.
Les applications de pommades résolutives diverses
n'amenèrent aucune amélioration.

Examen clinique. — C'est une jeune fille de petite
taille, de constitution faible et d'apparence chétive. On
remarque une paralysie faciale gauche, qui est plus
nette quand la malade rit ou parle. La sensibilité de
la peau est normale.

Au niveau de la région parotidienne, on voit une tumeur qui s'étend en haut jusqu'au tragus, déprimant le conduit auditif externe; en avant elle dépasse un peu le bord postérieur du maxillaire inférieur; en arrière, elle va jusqu'au bord antérieur du sterno-cléido-mastoïdien; enfin en bas, elle atteint le niveau du bord inférieur du maxillaire. Elle est peu saillante, présente une surface bosselée irrégulière; au toucher, elle offre une sensation plutôt dure. Elle plonge dans la loge parotidienne et paraît adhérer au maxillaire inférieur. La pression ne provoque pas de douleur, mais il existe des douleurs spontanées, lancinantes s'irradiant vers la joue et l'oreille. La peau qui la recouvre est saine et sans adhérences.

L'examen de la poitrine et de l'abdomen ne donne rien de particulier. Aucune adénopathie.

Diagnostic. — Fibrosarcôme de la parotide avec compression du nerf facial et de la branche auriculo-temporale du maxillaire inférieur.

Opération. — On décide l'extirpation qui fut pratiquée par le Dr Santovecchi, le 15 mai 1895.

Chloroformisation. Première incision curviligne partant du tragus et embrassant le lobule de l'oreille dans sa concavité, deuxième incision perpendiculaire à la première. On arrive sur l'aponévrose de la loge parotidienne qui adhère fortement à la glande, il est impossible de l'en détacher. On cherche alors à énucléer la tumeur procédant à petits coups de bistouri et décollant avec le doigt le plus loin possible. Cette dissection est assez pénible en raison de l'altération de la glande et de l'abondance de l'hémorrhagie. On peut

arriver cependant à pénétrer par la partie antérieure
là où l'aponévrose est moins résistante ; on découvre
la carotide externe, on la coupe entre deux ligatures,
ainsi que la jugulaire externe. On peut ainsi se rendre
maître plus facilement de la tumeur qui est enlevée.

Pansement.

Suites opératoires normales. Les douleurs ont disparu, mais la paralysie faciale reste complète.

La malade quitte l'hôpital un mois après.

D'après les dernières nouvelles (mai 1896) la parotide de l'autre côté commencerait à être envahie.

Examen macroscopique de la tumeur. — Du volume
d'une belle noix. A la coupe, elle semble formée par
un large réseau de trabécules fibreux très épais dans
les mailles duquel sont comprimés les acini glandulaires. L'examen macroscopique confirmerait donc le
diagnostic de fibrosarcome.

Examen histologique. — A un très faible grossissement, la disposition générale du tissu glandulaire
paraît conservée, mais à un plus fort grossissement on
trouve dans les coupes des altérations plus ou moins
importantes.

Dans les lobules, les moins altérés, on trouve une
infiltration de cellules granuleuses, lymphoïdes, soit
à la périphérie, soit autour des canaux excréteurs.
Cette infiltration refoule les canalicules glandulaires
et forme entre eux comme une espèce de réseau. Ces
canalicules présentent une prolifération de l'épithélium qui a perdu en grande partie son caractère de
cellule muqueuse. Où l'altération est plus avancée,
l'infiltration est plus répandue, les canaux excréteurs

sont obstrués par un exsudat fibrineux ; les petits conduits glandulaires ont en grande partie disparu par
le ramollissement de leur membrane propre et par dissémination de leur épithélium. Le peu de ceux qui
restent sont remplis de petites cellules pauvres en
protoplasme et à noyaux se colorant fortement par
l'hématoxiline. Dans quelques lobules, au mllieu du
tissu conjonctif jeune, on retrouve seulement quelques
cylindres épithéliaux avec des petits bourgeons, dont
les éléments cellulaires ressemblent à ceux des canaux
excréteurs. On a une disposition qui rappelle la disposition embryonnaire. On dirait que les canaux excréteurs qui sont seuls restés, poussent des prolongements dans le tissu conjonctif, cherchant à réaliser une
ébauche de tissu glandulaire.

Ces altérations se retrouvent plus ou moins nettes
dans tous les lobules glandulaires, même dans ceux
qui, à première vue, paraissaient normaux. On note
toujours çà et là des foyers de cellules granuleuses,
des lésions de l'épithélium, des canalicules et en général une dilatation évidente de tous les capillaires. Dans
le plus grand nombre des lobules, outre ces altérations,
on trouve en plus des nodules de grandeurs très va-
riées, mais de forme ordinairement circulaire et de
constitution assez différente :

Dans quelques-uns au milieu des amas les plus
épais de cellules granuleuses, on trouve des petits
foyers de cellules épithélioïdes.

Dans d'autres, on a la structure typique du nodule
tuberculeux : une ou plusieurs cellules géantes, au
milieu de cellules épithélioïdes, entourées elles-mêmes

par une zone de cellules embryonnaires. Le plus souvent, le nodule est limité à la périphérie par une zone
de tissu de néoformation jeune, dont les éléments sont
disposés ou irrégulièrement ou en une mince capsule
fibreuse, dont les fibres et les cellules fusiformes ont
pris une disposition concentrique autour du nodule
l'isolant complètement du tissu glandulaire. Ces nodules sont disséminés irrégulièrement dans chaque
lobule, prédominant surtout autour des canaux excréteurs intralobaires et aussi autour des gros canaux
excréteurs dans la partie libre de tissu glandulaire.

Presque dans tous les nodules on observe un processus de vacuolisation (vacuolizzazione) de la cellule
épithéliale et géante et une pénétration de cellules
granuleuses mono et polinucléées dans leur partie
centrale ou à l'intérieur de tous leurs éléments.

La dégénérescence vitreuse donna lieu à une espèce
de dissolution ou fonte du protoplasme des cellules épithélioïdes et géantes, de sorte que les espaces compris
entre chaque élément du nodule tuberculeux, restent
beaucoup plus vastes que d'ordinaire. La vacuolisation se montre sous forme d'espaces brillants, sphéri-
ques dans le protoplasme des cellules épithélioïdes et
géantes ; ces espaces, en se réunissant entre eux, forment des cavités plus grandes qui amènent la disparition du protoplasme. C'est une espèce de dégénérescence aqueuse du protoplasme cellulaire, dans lequel se
creusent des espaces et des interstices entre les éléments
qui constituent les nodules. En raison de ce processus,
il se forme dans quelques nodules un réseau protoplasmique assez élégant, constitué par les prolongements

réunis des cellules géantes et épithélioïdes ; dans ses mailles sont logés les leucocytes émigrés. Où l'inflammation est plus avancée les divers éléments cellulaires sont presque détruits et il s'est formé un délicat réseau de trabécules, auquel adhèrent les cellules épithélioïdes et géantes atrophiées. L'altération est ordinairement plus accentuée dans les cellules épithélioïdes que dans les cellules géantes, car il arrive très souvent de voir au milieu des nodules assez dégénérés des cellules géantes très bien conservées avec leur protoplasme et leurs noyaux disposés à la périphérie.

Le plus souvent le processus de vacuolisation est plus accentué dans la partie centrale du nodule qu'à la périphérie, de sorte qu'une zone de tissu raréfié et à vacuoles isole la partie centrale du tubercule de la capsule du tissu conjonctif jeune et fibreux qui l'entoure.

Les nodules tuberculeux sont pénétrés par des cellules jeunes, granuleuses, avec un ou plusieurs noyaux, identiques à celles qui infiltrent le tissu glandulaire environnant. Ces éléments pénètrent dans l'intérieur des cellules géantes et surtout sur leurs bords où ils sont souvent contenus dans les vacuoles ; on les distingue parfaitement des noyaux par leur forme et leur coloration différente. Dans quelques cellules géantes, l'infiltration des leucocytes est tellement grande, que ceux-ci dépassent le nombre des noyaux propres ; quelquefois ils ont disparu et le protoplasme présente une fonte granulo-graisseuse.

Les leucocytes sont disséminés irrégulièrement au milieu des éléments des nodules ou disposés en série et en piles qui s'entrecroisent. Où l'infiltration est plus

considérable, les noyaux des cellules épithélioïdes
semblent plus pâles et en transformation globuleuse.
Quelques nodules, en raison de la disparition progressive des cellules épithélioïdes, sont seulement repré-
sentés par une seule cellule géante entourée de leucocytes et même envahie par ces derniers.

Le processus de vacuolisation et l'infiltration de
leucocytes sont, sans aucun doute, liés entre eux et
représentent tous deux une altération inflammatoire
secondaire du nodule tuberculeux. Mais, puisque,
dans beaucoup de nodules, on observe un processus
avancé de vacuolisation là où n'arrivent pas ou très
peu les leucocytes, on doit penser que l'inflammation
se produit indépendamment de leur pénétration. Il
semblerait, au contraire, que la transformation
vitreuse soit provoquée par une transsudation séreuse
et que dans les vacuoles ainsi formées, pénétrassent
ensuite plus facilement les cellules jeunes. La preuve
que les choses se passent ainsi, c'est la fréquence des
nodules dans l'intérieur desquels on trouve un processus de mortification très avancé et de même une forte
accumulation de leucocytes, tandis que, autour, la
néoplasie tuberculeuse est parfaitement conservée. Si
la déchéance du nodule était secondaire à la pénétration
des leucocytes, ceux-ci devraient se trouver réunis en
grand nombre dans le tissu qui entoure la partie
ramollie. Dans quelques nodules, la transformation
conjonctive est complète : tous les éléments caractéristiques ont disparu en présence de l'infiltration des
leucocytes et des faisceaux de cellules à fuseau, qui

servent de guide aux vaisseaux de nouvelle formation jusqu'au centre des nodules.

Dans quelques nodules on a une transformation caséeuse de la partie centrale et une transformation conjonctive de la périphérie. La structure des nodules organisés correspond à celle d'un tissu de granulation en train de se cicatriser; en effet, à la néoformation jeune s'associe la présence de cellules à fuseau, de fibrilles et de vaisseaux.

Où l'altération de la glande est plus ancienne et plus profonde, toute trace de parenchyme glandulaire a disparu, des lobules entiers sont transformés en un tissu conjonctif scléreux dans lequel on trouve encore disséminées quelques rares cellules épithélioïdes et géantes, mais on ne trouve qu'assez rarement des nodules complets en proie à la dégénérescence vitreuse.

En certains endroits on a un vrai tissu conjonctif fibreux présentant les caractères du tissu de cicatrice, mais cependant au milieu duquel on trouve ça et là encore quelques nodules bien conservés et quelques foyers limités de débris de tissu caséifié. Dans aucune coupe, on ne rencontre de foyers caséeux importants.

Les coupes où l'on trouve des faisceaux nerveux montrent un épaississement du périnèvre et la disparition de plusieurs fibres nerveuses par suite de la prolifération du tissu conjonctif. Un faisceau nerveux est aplati et dissocié par la présence d'un nodule tuberculeux dans le périnèvre.

Grâce à la coloration de Gabbet pour la recherche du bacille tuberculeux, on obtient une coloration rouge diffuse d'un grand nombre de cellules géantes et à un fort grossissement, on voit les bacilles en nombre variable. Dans quelques cellules géantes remplies de vacuoles, on trouve des bacilles dans les vacuoles ou dans le protoplasme à leur périphérie. D'autres bacilles sont libres au milieu du tissu granulo-graisseux, mais toujours on les trouve en plus grand nombre dans l'intérieur des cellules géantes et épithélioïdes à la périphérie de la partie dégénérée du nodule.

De ce long examen histologique, l'auteur signale les faits suivants :

1° Tout d'abord, il faut noter la grande extension et l'intensité de l'inflammation dans le tissu glandulaire. C'est ainsi que dans les lobules où il n'existe qu'un petit nodule tuberculeux ou dans lesquels il n'y a pas de lésion spécifique (dans le sens histologique), on trouve une riche néoformation de tissu conjonctif jeune, une altération de l'épithélium des canalicules glandulaires, une prolifération de celui des canaux excréteurs. On a, en somme, une réaction très forte du tissu conjonctif et de l'épithélium de la glande à l'agent de l'infection locale, spécifique. Cette réaction aussi énergique et aussi étendue ne s'observe que très rarement dans les autres organes glandulaires envahis par la tuberculose, car les lésions spécifiques ont coutume d'y prédominer.

2° Une autre particularité intéressante, c'est la transformation du nodule tuberculeux du fait de l'infiltration séreuse et de la dégénérescence vitreuse et aussi du fait de la grande pénétration des leucocytes,

dans l'intérieur du protoplasme de la cellule épithélioïde et géante.

3° Enfin, il faut noter que les nodules tuberculeux
sont situés de préférence autour des canaux excréteurs,
le plus souvent autour des conduits terminaux des
lobules, les plus fins, beaucoup plus rarement autour
des gros. En se rappelant que, au centre du lobule,
avec les canaux excréteurs se trouvent les vaisseaux et
une zone de tissu conjonctif lâche, on comprend facilement la production des infiltrations inflammatoires
chroniques et celle des nodules tuberculeux.

On ne peut certainement établir clairement le point
de départ de ces tuberculoses de la parotide. Sont-elles
d'origine vasculaire ou buccale ? Cependant on n'a pas
trouvé de tuberculose dans les autres organes qui com-
muniquent avec la bouche, on n'a jamais rencontré
dans aucun canal excréteur important de véritable
lésion tuberculeuse, mais par contre, on a constaté des
altérations tuberculeuses de la paroi des artères. Il
faut donc conclure à l'origine de l'infection par la
voie sanguine.

OBSERVATION VII

(Article Parotide, Dictionnaire de JACCOUD).

Tripier rapporte qu'un homme de 40 ans portait
dans la région parotidienne une tumeur du volume
d'un œuf, dure, à surface régulière. Elle avait mis
deux ans à se développer et au début, le malade avait
souffert de maux de dents, de névralgies de la tempe et

de la région parotidienne. Denonvilliers en fit l'ablation et Lebert et Robin reconnurent qu'elle était de nature tuberculeuse. A la coupe, elle était composée d'un stroma dur et d'une masse semblable au mastic du vitrier.

(Le peu de détails donnés sur la nature histologique de la tumeur, ne nous permet pas d'affirmer si l'on avait affaire à une tuberculose glandulaire ou simplement à une adénite tuberculeuse).

Nous reproduisons à la suite deux observations publiées par le D\r F. Jayle sous le titre de parotidite chronique, où malhéureusement le diagnostic histologique n'a pu être fait, mais qui sont intéressantes surtout au point de vue étiologique. Le premier cas s'est produit chez un tuberculèux; s'agissait-il d'une localisation secondaire de la bacillose ? Le second chez un individu robuste, mais à la suite d'une extraction dentaire.

OBSERVATION VIII.

Article Parotidite chronique.
(*Presse médicale*, 1894. D\r Jayle).

Le malade, âgé de 42 ans, est tuberculeux. En 1889 apparaît, au niveau de la parotide gauche, une tuméfaction douloureuse. Des phénomènes inflammatoires assez intenses survinrent mais disparurent spontanément au bout de dix jours. Trois semaines plus tard, la guérison était à peu près complète. Mais, depuis, survinrent fréquemment de petites poussées de parotide

surtout à la suite de refroidissement. La région parotidienne se tuméfie alors et devient douloureuse. De
petites nodosités, deux ou trois se rencontrent en
différents points et sont particulièrement douloureuse.
La pression sur la glande permet alors de faire sortir
par l'orifice du canal de Sténon un liquide clair contenant de petits noyaux vermiformes purulents.

En dehors des crises la région reste toujours un peu
tuméfiée. L'orifice du canal de Sténon est normal et le
cathétérisme du canal ne révèle rien d'anormal.

Une ponction à la seringue de Pravaz a été faite au
cours d'une poussée dans une des nodosités doulou-
reuses que nous avons signalées, mais elle n'a donné
aucun résulat.

OBSERVATION IX.

(*Presse mélicale*. 1894. Dr F. Jayle. Parotidite
chronique droite.)

Le malade atteint de cette affection est cultivateur et
âgé de 34 ans. Vers la fin de septembre 1893, il souffre
de sa première molaire droite qu'il se fait arracher.
Trois ou quatre jours après il commence a éprouver
de la douleur au niveau de la parotide droite qui peu
à peu dans l'espace d'un mois se tuméfie et acquiert un
volume notable. Depuis, la glande a subi des alterna-
tives d'augmentation et de dépression mais le malade
n'a pas eu d'abcès.

Actuellement la parotide semble avoir un volume
double de la normale, nulle part on ne sent aucun
point fluctuant, ni douloureux et la glande offre une

consistance égale dans toute son étendue. L'orifice du canal de Sténon est tuméfié et tout autour on voit de petites granulations qui n'existent que du côté opposé. En pressant sur la parotide, on ne fait pas sourdre de salive ni de pus.

OBSERVATION X (Résumée).

Nous croyons utile d'ajouter un cas très net de tuberculose observé par le Dr Aievoli sur la glande sous-maxillaire.

(*Il Policlinico*, 1895).

Un homme de 30 ans présente une tumeur dure, indolente, adhérente, dans la région sous-maxillaire. Elle s'est développée il y a dix-huit mois. Elle offre une forme sphérique, du volume d'un œuf de dinde, la peau qui la recouvre est normale et mobile. La surface est inégale et on trouve çà et là quelques points ramollis. Elle présente une légère douleur à la pression.

Opération. — Ablation de la glande et de tout le tissu suspect. Guérison rapide.

Examen de la tumeur. — La tumeur enlevée présente une surface irrégulière presque bosselée, elle est enveloppée par une coque épaisse, fibreuse en quelques endroits, elle est mince et on peut sentir en dessous quelques points fluctuants. La surface de section médiane offre un aspect blanchâtre avec des travées fibreuses et des points nécrosés qui parfois semblent caséeux. L'examen histologique y a demontré des lésions tuberculeuses analogues à celles que l'on rencontre dans les autres glandes comme le rein, le testicule.

Dans quelques endroits on trouve des vestiges de tissu glandulaire, ce qui pourrait faire admettre, avec réserve, le départ de ce processus inflammatoire dans le tissu conjonctif périacineux.

On n'observe pas d'amas de petites cellules autour des canaux excréteurs qui sont perméables, mais souvent autour des vaisseaux, qui, surtout les veines, présentent une prolifération notable de leur tunique interne, par bourgeonnements pariétaux oblitérants.

Tandis que dans quelques points de cette production embryonnaire, se voit surtout là phase régressive, dans d'autres très voisins, la réaction cellulaire, l'effort biologique, tendant à la réparation et à la guérison, ont déjà atteint la phase fibreuse.

(Les lésions observées ici ressemblent bien à celles que nous avons rencontrées dans la tuberculose de la glande parotide. Mais cette observation est intéressante en ce que c'est la première fois où nous trouvons une localisation à la glande sous-maxillaire.)

CONCLUSIONS

1o La tuberculose primitive de la glande parotide est rare, mais elle existe, ainsi que le montrent les observations peu nombreuses,mais absolument probantes, publiées dans ces derniers temps.

2o Les tumeurs de la parotide de nature tuberculeuse peuvent présenter deux formes : une forme confluente et une forme disséminée, mais quel que soit l'aspect macroscopique, l'examen histologique et bactériologique permet toujours d'y constater les mêmes lésions spécifiques de la tuberculose (bacille de Koch, cellule géante type, cellule épithélioïde, infiltration embryonnaire).

3° L'introduction du bacille se fait par deux grandes voies : *a*) la voie ascendante par le canal [de Sténon ; *b*) la voie descendante par les vaisseaux sanguins et lymphatiques (portes d'entrée : dents cariées, muqueuse gingivale, amygdale).

4°Laclinique de cette affection est très obscure. L'étiologie n'offre rien de particulier ; cette tuberculose paraît se développer à l'âge adulte et également dans les deux sexes.Les symptômes sont également très vagues; début insidieux, marche lente et indolente en général. C'est pourquoi le diagnostic est difficile et souvent même impossible. L'examen histologique et bactériologique peut seul trancher la question.

4ᵒ Le traitement est avant tout chirurgical : l'extirpation de la tumeur ou l'ablation totale de la glande ont donné d'excellents résultats.

BIBLIOGRAPHIE

AIEVOLI. — Il Policlinico, II, 6-1895.

ALBARRAN. — Compte-rendu de la Société de Biologie, 1891.

BLOCK. — Syphilis gommeuse de la glande parotide. La Clinique (Bruxelles, 1888).

BOCKHORN. — Ein Fall von tuberculose des Parotis. Inaugural dissertation, Berlin, 1897.

BRUNEAU. — Ulcérations tuberculeuses de la bouche. Thèse Paris, 1887.

CAMPENON. — Sur une tumeur de la parotide. *France médicale*, 1889.

CLAISSE ET DUPRÉ. — *Bulletin de la Société anatomique*, 1894.

CHRÉTIEN. — Calculs salivaires de la glande parotide. Dictionnaire des sciences médicales, t. XXI, Paris, 1885.

CORNIL ET RANVIER. — Manuel d'Histologie pathologique, t. II.

CORNIL ET BABES. — Académie de médecine, 1883.

DIAZ. — Etiologie des Parotidites, Thèse Paris, 1893.

DICTIONNAIRE encyclopédique des Sciences médicales, article Parotide.

DIEULAFOY. — Manuel de pathologie interne, t. III, 1897.

DUBAR. — Tuberculose de la glande mammaire, Thèse Paris, 1881.

E. DELORME. — Article Parotide. Dictionnaire Jaccoud.

FAURE. — Extirpation de la parotide. *Gazette des hôpitaux*, 23 mars 1895.

Giraudeau. — Société médicale des hôpitaux, 1894.

Girode. — Compte-rendus de la Société de Biologie, 1894.

Grève. — Medicinisch. Wochenschrift (26 août 1897).

Jayle. — Hypertrophie de la glande parotide et parotidite chronique. *Presse médicale*, 1894.

Kœnig. — Handbuch der speciellen. Chirurgie, 1882.

Legueu et Marien. — Tuberculose de la parotide. *Presse médicale*, 1896.

Michaux. — Contribution à l'étude du carcinome de la parotide. Thèse Paris, 1883.

Monestié. — De l'actinomycose cutanée. Thèse Paris, 1894.

Morestin. — Article Glandes salivaires du traité de Chirurgie Le Dentu et Delbet.

Notta. — Tumeur kystique de la parotide. *Bulletin et Mémoires de la Société de Chirurgie*, 1880.

Odenthal. — Cariose Zahne als Eingangspforte infectiosen Materials und Ursache chronischer Drüsenschwellungen. Inaugural Dissertation, 1887.

E. de Paoli. — Communication au 10ᵉ Congrès de Chirurgie italienne (oct. 1895) sur deux cas de tuberculose de la parotide.

Pérochaud. — Tumeurs mixtes des glandes salivaires. Thèse Paris, 1885.

Planteau. — Tumeurs de la parotide. Thèse Paris, 1876.

Reclus. — Manuel de pathologie externe, t. I.

Spillmann. — Tuberculose du tube digestif. Thèse agrégat, 1878.

Stark. — Zusammenhang von einfachen chronischen und tuberculosen Halsdrüsenschwellungen mit cariösen Zähnen (Aus der Heidelberger chirurgischen Klinik), 1896.

STRAUS. — La tuberculose et son bacille, 1895.

STUBENRAUCH. — Fall von tuberculôser Parotitis. Langenbeck's Archiv., 1894.

P. TILLAUX. — Traité de Clinique chirurgicale, t. I.

VALUDE. — Tuberculose expérimentale des glandes salivaires. Congrès sur la tuberculose. Paris, 1888.

VERNEUIL. — Gomme syphilitique de la parotide. *Journal de Médecine et de Chirurgie pratiques.* Paris, 1876.

TABLE DES MATIÈRES

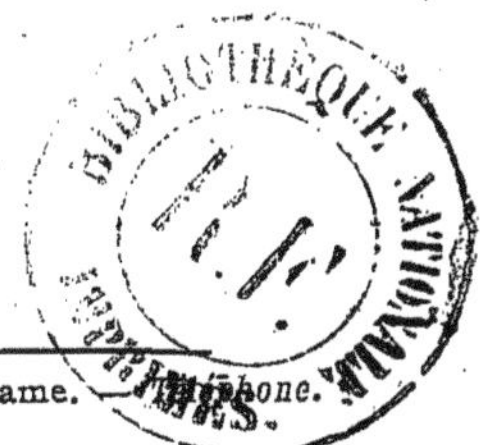